U0396618

更年期前期
解决方案

[英] 沙赫扎迪·哈珀　　[英] 艾玛·巴德韦尔　著　范翠莎　译
Dr Shahzadi Harper　　Emma Bardwell

做荷尔蒙的主人，
而不是奴隶

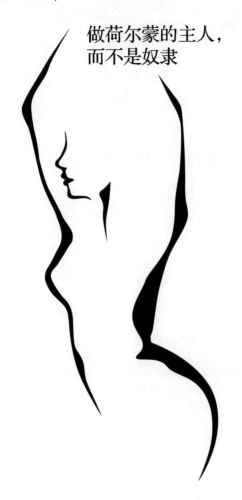

北京联合出版公司
Beijing United Publishing Co.,Ltd.

图书在版编目（C I P）数据

　　更年期前期解决方案：做荷尔蒙的主人，而不是奴隶 / (英) 沙赫扎迪·哈珀, (英) 艾玛·巴德韦尔著；范翠莎译. -- 北京：北京联合出版公司, 2022.10
　　ISBN 978-7-5596-6117-3

　　Ⅰ.①更… Ⅱ.①沙…②艾…③范… Ⅲ.①女性—更年期—保健 Ⅳ.①R711.75

　　中国版本图书馆CIP数据核字(2022)第052255号

北京市版权局著作权合同登记号：图字01-2022-2027号

更年期前期解决方案：做荷尔蒙的主人，而不是奴隶

著　　者：(英) 沙赫扎迪·哈珀　(英) 艾玛·巴德韦尔
出 品 人：赵红仕
责任编辑：李艳芬
译　　者：范翠莎
特约编辑：尧俊芳
封面设计：WONDERLAND Book design 仙境设计
装帧设计：季　群　涂依一

北京联合出版公司出版
（北京市西城区德外大 街83号楼9层　100088）
北京联合天畅文化传播公司发行
北京中科印刷有限公司印刷　新华书店经销
字数220千字　710毫米×1000毫米　1/16　16.5印张
2022年10月第1版　2022年10月第1次印刷
ISBN 978-7-5596-6117-3
定价：58.00元

致我们的女儿，我们永远爱你们。

致所有感到迷茫、困惑、被忽视的女性。

祝愿你们夺回控制权，开启新人生。

关爱更年期的自己

大多数中国女性对自己都不够关爱，尤其是步入婚姻后，女性将全部的心血与爱都奉献给了家庭。等到儿女终于长大独立，她们也都年近半百，更年期悄然而至。情绪多变、烦躁易怒、经常失眠、身体发福、工作频频开小差……当这些更年期前期症状出现时，女性往往束手无策，宁可选择忍一忍，也不会去寻求专业的意见。而身边的家人，对更年期女性通常也缺乏理解，认为她们"情绪不好，容易发脾气，这就是更年期女人！躲一躲吧！"，这是对更年期女性简单粗暴的定位。"更年期"这个词本该是中性的，对很多女性来说，却经常带有贬义和消极意味。

确实，在更年期到来之前，很多女性在生理和心理上都开始发生巨大变化。这些变化不仅会影响女性的身体健康和生活质量，还会让她们丧失信心，产生巨大的心理压力。女性会开始自我怀疑，甚至萌生恐惧，对生活彻底失去信心。"我不知道自己为什么会这样。""我是不是已经迈向了生命的终点？""我人生的后半段都要在这样的状态中度过吗？"这些念头无时无刻不在脑中盘旋，让很多女性的生活变得分外辛苦。而这种辛苦，通常源于女性对更年期缺乏提前的认识。

读到这本书之前，我的一位同事恰好向我咨询激素替代疗法（HRT）的相关问题，这是一位在麻醉科从业近 30 年的女性。我从专业角度回答了她提出的一些问题，也向她讲述了我对女性更年期的理念。她感慨道："作为一名医疗从业人员，我做 HRT 也已经三年了，其间还查阅了一些资料，但有些困惑直到刚刚才算是解开，想想看，那些不从事医疗工作的更年期女性，该有多迷茫。"女性医疗工作者对更年期尚且存在诸多困惑，就更别提那些从事其他工作的女性了。

其实，只要女性积极面对，找到合理的应对方法，更年期并不是一个只能靠忍受才能熬过的阶段，反而可以成为我们生命的又一次开始，更年期女性一样可以活出精彩的自己。在更年期到来之前，女性只要掌握好基本的知识，就可以获得有效的解决方法。《更年期前期解决方案》这本书，是英国更年期学会会员沙赫扎迪·哈珀博士和女性健康专家艾玛·巴德韦尔共同撰写的。两位作者结合了近 30 年的临床医学经验，全方位、手把手地教我们如何关爱更年期的自己。书中不仅解答了所有关于更年期和更年期前期的困惑，还为女性量身定制了一套更年期前期解决方案，其中既有激素替代疗法、认知行为疗法（CBT）、情绪释放技术（EFT）专业性指导意见，也包括饮食调理和生活改善方式等易操作的实践方法。通过两位专家的方案，女性不仅能学到有效的应对方法，改善激素下降引起的身心波动，还能用更积极乐观的心态看待更年期，告别无力感，重新找回生活的平衡。

在阅读本书的过程中，你会感觉像是在翻阅一封封写给自己的情书，享受呵护，如沐春光。衷心希望广大女性能从本书中获益，拥有一个无须悲观也不用忍受的更年期。

赵亚薇

2022 年 5 月 20 日于北京和睦家医院

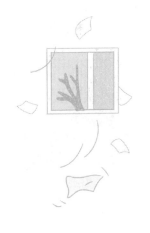

目 录

第三部分　　饮　食

写在前面的话

作为女性健康领域的营养师和医生，我们每天都会在各自的工作中谈到"更年期前期"。我们日复一日、不厌其烦地陈述它的症状，讨论激素缺失带来的长期风险，偶尔也会有人觉得不耐烦。然而，每次无论是举办线下活动，还是在社交媒体上发布文章、视频，都会吸引大批女性朋友的关注。她们争先恐后地向我们咨询，给我们讲述她们的故事和经历。这些谈话的共同主旨是：我们不知道自己为什么会这样。

当今社会各界，都很热衷于谈论怀孕、月经、产后抑郁症和心理健康等话题，但对于更年期前期，医学界的研究很不够，科学、实用的相关信息可谓少之又少，而谬误的信息之多可以说是空前绝后。人们常常把所有的状况都归结于"更年期"，实际上只有很少的情况与更年期有关，这就造成了在女性生理和心理的人生关键转折点上，人们无法提供科学有效的信息供其参考和借鉴的状况。我们认为这一现状亟待改变，因此编写了这本《更年期前期解决方案》。

本书对你有何帮助

《更年期前期解决方案》解答了网友和诊所患者常向我们咨询的问题，这些问题我们也曾在更年期前期遇到过。本书的初衷，是想揭穿当下大行其道的无稽之谈、流行饮食和虚假疗法等谬论和谎言，避免女性朋友为此付出高昂的代价。除此之外，本书还致力于解决读者的困惑，向大家普及更年期前期的相关知识。在本书中，我们褪去了更年期前期的外衣，深入探究它的核心所在，希望能够借此帮助女性朋友深刻理解自己体内所发生的一切，学习更有效的应对方法，化劣势为优势。女性朋友在更年期前期也许会过得很辛苦，尤其在没有准备的情况下，但也并非全然如此。事实上，我们甚至认为，它只是你身体发出的信号，告诉你有些东西需要改变。以往的生活方式已不再适合你，是时候做出改变了。

我们都很喜欢探索研究女性健康，并把真相公之于众。我们工作的优势在于，我们能有机会坐下来与女性朋友交流，倾听她们的问题与担忧，帮助她们掌控自己的健康。她们和我们谈论的问题很多都源于耸人听闻的新闻标题、社交媒体上散布的谣言以及无资质媒体发布的含糊信息。更年期前期充满神秘，羞耻感如影随形，这些导致各种传言大肆传播。所有这些，都将在本书中逐一揭穿。

根据本书第 1 章中的介绍，更年期前期的经历与多种因素有关，而不仅限于你的社会经济背景。如果医生帮不到你，你可以寻求私人治疗，但这超出了很多女性的经济能力范围。《更年期前期解决方案》是你无须预约就可以获得的私人咨询，更有两位有资质的专家为你解答各种问题。

全新的开始

我们在实践中均以科学为指导，也乐于接受新观点和新方法。和一些同类书籍不同，本书以循证研究为基础，同时结合了近 30 年的临床实践。我们对研究的引用贯穿全书，书中还包括了多位女性朋友的真实案例和一些建议，这些建议不管从个人角度还是专业角度来说都比较有用。我们会告诉大家，有哪些说法是谣言，又有哪些说法没有研究支持。最重要的是，我们想要编写一本实用的书，因此每一章都包含重点提示、可行建议，并在每章结尾对本章内容进行了总结——如果你觉得累了或者茫无头绪，无法逐字逐句读完某章，可以直接跳到总结部分。

每位女性朋友都会经历更年期前期，但具体的情况因人而异。因此，制定个性化的诊疗方案至关重要，可是这并不在本书范围内。我们会尽量给出详尽的信息，帮助女性朋友找到适合自己的方法。

如何使用本书

《更年期前期解决方案》共分三部分：

第一部分——健康：了解你可能遇到的各种症状（不仅仅是潮热），明白为何每个人的更年期前期经历都各不相同。

第二部分——生活：了解影响更年期前期经历的环境，以及你的工作和人际关系可能会受到何种影响。

第三部分——饮食：了解营养对健康的更年期前期生活的关键作用，以及如何正确选择对健康最为有益的食物。

建议读者研究（甚至标出）与自己关系最密切的章节和话题，然后反复阅读。随着个人阅历逐渐丰富，在之后的日子里，你可能会发现其他章节与你的关系变得更加密切。

我们都是激素替代疗法的倡导者，它是很多更年期前期症状的最佳疗法，因此，我们用了一整章的内容来介绍这种疗法，对该疗法的引用也贯穿全书。但是，HRT 只是各种应对措施中的一种，除此之外，我们还会研究生活方式、营养和其他医疗方法，供读者了解。

你肯定听过更年期前期标志着青春消逝、生命终结这一说法。现在，是时候彻底推翻那些陈腐过时的认知了。我们唯一感兴趣的终结，是困惑的终结，是对艰苦人生逆来顺受态度的终结，是挫败感、被人忽视、郁郁寡欢等不良情绪的终结，还有羞耻感的终结。更年期前期是一段近乎疯狂的旅程，你要明白，你离终点还很远。从很多方面来说，一切都刚刚开始。

好了，我们还有很多事情要做，让我们开始吧！

健　康

第一部分

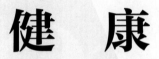

The
Perimenopause
Solution

第1章
了解更年期前期

让我们换个角度，从一个全新的视角来看
待人生中的这段时光。

那么，到底什么是更年期前期、更年期和更年期后期？在本章中，我们将为各阶段给出定义，并简要介绍每个阶段都会发生什么。我们不希望女性朋友去"忍受"更年期症状，而是希望在我们的帮助下，女性朋友可以掌握人生这个阶段的主动权，开启不一样的更年期世界。我们还希望，通过认识自己的症状、了解相关知识，女性朋友能用不一样的、积极乐观的眼光去正确看待更年期前期，改善更年期前期生活。

玛丽亚的故事

大概 47 岁那年，我第一次察觉到自己不太对劲儿。以前的我乐观开朗、充满自信，工作中是出了名的精明能干，慢慢地，我发现自己开始跟不上年轻女同事的步伐，开会时也频频开小差。我经常失眠，身体也开始发福，这让我在我们那个形象至上的办公室里抬不起头。我丈夫比我小五岁，虽然他什么都没说，但是我对年龄的在意比往常任何时候都要强烈。我觉得自己不再性感，对夫妻生活也提不起兴趣——总之一句话，我不再是我，却又不知道为什么。和其他很多女性一样，我背负着家庭与事业的双重压力，因此我把自己的问题归咎于更年期。然而，这些不起眼的变化开始蚕食我的自尊和自信，最后我还是去看了医生。医生给我的结论是："你的月经仍然正常，我觉得你的问题跟更年期没有关系，也许你只是压力太大了。"

作为医生和营养学家，我们经常会在工作中碰到像玛丽亚一样的女性（暂且将她们统称为"玛丽亚"），她们的故事大同小异，绝大多数人都有疲惫倦怠、工作无法集中精力这两种症状。她们当中有很多人都在从事管理工作。她们性欲减退，却无处诉说。她们会说"我感觉自己比六个月前老了十岁，这太令人沮丧了"等诸如此类的话。

她们对自己的职业与个人生活感到迷茫，整个人就像是一只被刺破的气球，胸中的坚定与激情一泄而空。她们常常会说"不知道为什么，我总感觉自己不像自己了，以前的我不知道去哪儿了"。然后用同样的口气接着说道："尽管如此，人生还得继续：工作、爱情、生活，一刻也不能停。"

"玛丽亚"们不知道的是，其实她们现在是处于"更年期前期"。对此，我们无须借助任何血液检查，单从她们生活中发生的变化和身体出现的健康状况就可以判断出来。"玛丽亚"们在得知自己处于"更年期前期"时往往都会震惊不已：这不是老年女性的专属吗？说的不应该是那些头发花白、喜怒无常、身体潮热的女性吗？我这样的年轻人怎么会跟更年期扯上关系？很多女性无法像妈妈辈一样正确看待自己，因此会有大把女性拒不承认自己处于更年期前期。更年期成了"性感"的反义词，关于更年期女性还有一些极其负面的说法，有谁还会愿意成为其中一员。你可能怀疑自己处于更年期前期，抑或只是单纯地想了解这一说法的含义以及它与你的生活有何关联。"更年期"相关话题频频登上公开论坛，而对于更年期前期，一知半解者仍不在少数。更年期前期可以说是更年期过程中最重要的阶段，然而人们对此多有误解，再加上诸多女性因羞耻而选择保持沉默，凡此种种，都意味着更年期前期仍然处于灰色地带。

更年期前期、更年期与更年期后期释义

大多数人都把更年期当作女性人生中的一个特殊时期的代名词，其实这一时期包括更年期前期、更年期和更年期后期三个阶段。从某些角度来看，这样反倒有好处，因为我们都知道并且承认"更年期"，但并非人人都听说过"更年期前期"。更年期前期是这一时期中最重要的阶段，大部分症状都在此时开始出现，因此我们要认真应对。实际上，很多女性朋友口中的"更年期"（menopause）其实是指"更年期前期"（perimenopause）。从严格意义上讲，"Peri"是指"周围"，所以更年期前期可以解释为"围更年期"。

在向我们咨询之前，很多女性已经和医生就她们的更年期前期症状探讨过了。她们讲述的医疗经历让我们感到非常沮丧。一位女士说，她曾经在七个月内和医生就她的症状进行过七次讨论，结果谁也没有理出任何头绪。其他人，比如"玛丽亚"，会被问到她们是否还有月经。只要她们说有，医生就不再理会她们，或者说她们得了抑郁症，然后给她们开抗抑郁药。

很多医生并没有接受过更年期诊疗方面的培训，而一次面诊通常只

有 10 分钟。在这么短的时间内，他们很难仔细探究女性身上表现出来的更年期前期症状，而官方认可的更年期前期症状（见第 17 页）超过了 34 种。此外，女性——以及许多医生——甚至不认为女性的生理和心理症状可能与激素有关。她们听过很多医疗方面的课，里面有许多是关于妊娠、月经和分娩的，却没有一节完整的课程是关于更年期的。幸好，有越来越多的女性朋友开始发声，这样的局面正在扭转。

我们在上学时，老师就开始教授关于女性初潮的知识，然而一直到 2020 年，学校都还未开设关于女性绝经的课程。因此，我们先来上一节简短却必要的生物课……

更年期前期

首先，让时光倒流到人生起点。女性刚出生时，卵巢中共有大约 200 万颗卵子。青春期时，自然凋亡使得这一数字降至 30 万 ~ 50 万颗。然后，大多数情况下，每个月经周期都会排出 1 颗卵子。如果卵子没有与精子结合，之后便会继续来月经，且通常是每个月一次。

青春期时，卵巢开始发挥作用，分泌雌激素和孕激素，在这些激素的作用下，乳房、臀部和阴毛开始发育。这些激素控制着月经周期，一旦到了 40 岁，雌激素和孕激素水平就开始出现波动和自然下降。

在这期间，女性仍然会来月经，但经期持续时间会变短，月经周期也是。比如，平时月经周期一般为 28 天，此时可能会缩短到 26 天。还有人可能会错过经期，有的则是经量变多或变少，总之，每个月的情况都有可能不同。之所以会有这些变化，是因为相比以前，卵巢分泌的雌激素和孕激素减少了；实际上，女性体内的激素水平一直在缓慢下降，直到 55 岁左右几乎归零。月经变化可能是更年期前期最先出现的症状之一，但这并不适用于所有女性，也绝非唯一指标。我们感觉良好，主要是雌激素的功劳，雌激素减少会引发关节疼痛、潮热及盆底与膀胱问题，比如漏尿、性欲低下、阴道萎缩（见第 93 页）和干涩等。这些还只是冰山一角！

回想经期规律的日子，你也许会发现，从月经结束后算起，一般在第 14 天左右，你的状态最好，也最开心最有活力。那是因为，那时的雌激素水平达到了峰值。因此，当雌激素水平开始下降、我们进入更年期前期时，我们经常会感到很不开心，情绪变化因此也成为更年期前期的主要表现。我们接诊的女性患者大部分都是 40 多岁，她们出现更年期前期症状已经有一段时间了。

需要指出的是，激素水平每个月都会波动，更年期前期症状也会随之波动。在更年期前期，曾经规律的周期被打断，女性时而感觉良好，时而相反。很多女性（坦白地说，还包括一些医生）都认为她们仍然来月经，不可能是更年期前期。月经仍然来潮会让女性误以为自己还没到更年期前期，导致这一时期的症状虽然可能最为严重，她们却不进行治疗。

更年期和更年期后期

如前文所述，女性在更年期前期仍会来潮，不论月经周期变短、变长还是变得不规律，这是更年期前期与更年期之间的最大区别。只要月经仍然来潮，不管是何种情况，都意味着尚未进入更年期。严格来讲，更年期是指女性最后一次来月经的时间。这一结论只能在女性绝经一年后给出，属于回顾性诊断。只有到那时，女性才能回顾自己最后一次月经，并说："好吧，那就是我的更年期。"

更年期后期是指女性绝经一年以后的时期。尽管此时女性正式进入"更年期后期"，但由于激素水平仍在下降，她们可能还会有症状。

更年期前期没有统一指标

关于更年期前期的症状，常见的说法有 34 种，我们敢说，实际上比这多很多。问题是怎么把这些症状联系起来，你的疲倦乏累、缺乏热情和肥胖超重等问题并非互不相干，而是互相关联的。本书第 250 页是我们使用的症状问卷，欢迎读者阅读并填写该问卷。

更年期前期不能用一系列统一的症状来定义，它是一个综合性概念。如果血液检查结果正常，你会认为自己不可能处于更年期前期。你需要知道的是，更年期前期与数字无关，重要的是你的感受。

在更年期前期，激素水平几乎每天都会发生变化，简而言之，是否进入更年期前期，在于你和你的症状——你的感觉，而不仅仅是血液检查给出的数字。

英国国家卫生与临床优化研究所（NICE）指南指出，45 岁及以上年龄段女性诊断是否进入更年期前期无须进行血液检查，根据症状就足以判断。血液检查通常是为了检测卵泡刺激素（FSH）的水平，即刺激卵巢分泌雌激素与调节月经周期的激素。FSH 水平高可以作为更年期前期的一项指征，即便 FSH 水平正常，如有症状也应视为进入更年期前期。因此，不要过于纠结检查结果，除非有其他证据，女性凡是超过 45 岁，身体出现了症状，且自我感觉不好的，基本上就可以认定已进入更年期前期。女性不到 45 岁出现上述情况的，也有可能是到了更年期前期，这时就可以到医院做一些血液检查，看看是否有与更年期前期症状相似的其他问题，比如营养缺乏、甲状腺疾病、慢性疲劳和纤维肌痛，这类问题在中年女性中也比较常见。

现在关于更年期前期的探讨还远远不够，因此，在"玛丽亚"们讲

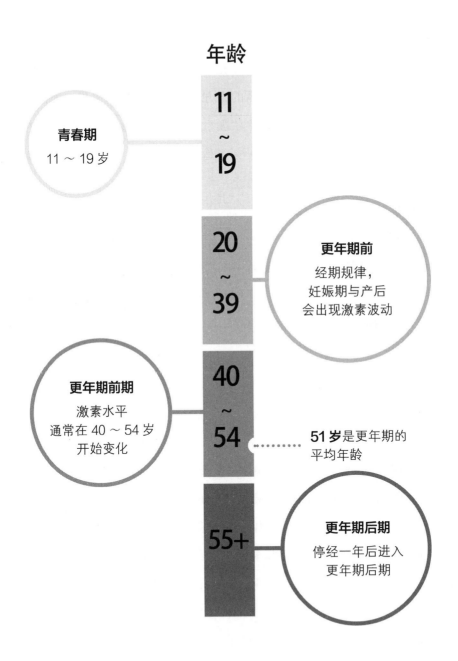

年龄

青春期
11 ～ 19 岁

11
~
19

20
~
39

更年期前
经期规律，
妊娠期与产后
会出现激素波动

更年期前期
激素水平
通常在 40 ～ 54 岁
开始变化

40
~
54

51 岁是更年期的
平均年龄

55+

更年期后期
停经一年后进入
更年期后期

述她们的故事和症状时，我们都认真倾听一下。你可能会认为自己不正常，觉得只有自己无法掌控自己的身体。请放心，你现在的情况非常正常，很多 40 岁左右的女性都有和你一样的经历。我们将在第二部分中讲到，更年期前期症状会影响到女性生活的方方面面——家庭、工作、婚恋关系、家人、朋友等等。因此，了解并认可人生中的这一阶段至关重要。

更年期前期的影响因素

种族背景、社会经济状况、生活方式和病史都会影响到更年期前期经历。如果主流说法认为更年期前期只有一组固定症状（特定女性群体表现出来的症状），而你并不符合，你可能很难发现自己处于更年期前期。每位女性都会经历更年期前期和更年期，让所有女性都参与到早已被污名淹没的对话当中来至关重要。

我们要知道，更年期前期并不仅仅关乎情绪波动和身体潮热，不同背景的女性在不同年龄、不同阶段会表现出不同的症状。根据女性的总体情况，帮助她们深入了解自己可能经历什么样的更年期前期生活，她们会更容易理解自己身上所发生的事情，在寻求医疗帮助时也可以更好地介绍自己的情况。有些医生对于某些鲜为人知的症状也并不熟悉，这听起来很奇怪，不管你信不信，事实就是如此。

生活压力、强制节食、吸烟、体外受精、失去亲人、怀孕生子、经济状况差以及受教育程度低等，都可能会使女性提前进入更年期前期。是的，你没看错：经济状况也会影响更年期前期的经历。研究表明，经济状况较差的女性出现健康问题和肥胖问题的概率更高，吸烟喝酒也要多于其他女性；所有这些因素都会导致女性更容易出现潮热和夜间盗汗的症状。

不同种族的女性也会表现出不同的症状。南亚女性会更早进入更年期前期，症状有疲劳、关节疼痛、阴道萎缩（见第93页）、干涩、盆底肌问题（如咳嗽、打喷嚏时漏尿）及身体疼痛等。因此，如果你是南亚人，且不断因为尿路感染或念珠菌阴道炎问题看医生，那么你有可能已经进入更年期前期，而黑人女性则更多表现为潮热和夜间盗汗。

除此之外，个人病史也会有影响。患有经前期综合征（PMS）的女性进入更年期前期后，会出现更多、通常也更为严重的症状。

另外，母女两代人的生活截然不同，因此不要根据你妈妈进入更年期的年龄来判断你自己。如果你妈妈更年期提前，你就要注意了。有百分之一的女性会在不到40岁时进入更年期。

更多关于不同更年期前期症状对不同女性影响的内容，请参见第3章。

换个角度看待更年期前期

知识就是力量，这是真理——仅仅知道它的原理并不能让你感觉更好。如果说，"更年期"这个词会让45~60岁的女性感觉自己比实际年龄更老，那么对于年龄更小的女性来说，"更年期前期"则是一种毁灭性的打击。

女性会出于各种原因而不愿意面对现实，即便症状明显，也拒不承认自己到了更年期前期。如果就这样对我们的负面情绪视而不见、不予探讨，就是我们的失职了。我们不是要指名道姓地羞辱谁，而是要向女性传播知识，提供应对方法。我们为何如此抗拒接受进入更年期前期这一事实？认真审视这一问题，对女性来说至关重要，这样才能从逃避现实和自暴自弃中走向自主自强。

那么，我们到底为什么会这样？很多时候，社会上对于更年期女性的印象都是头发花白、性感不再和年老无用。我们潜意识里认为更年期是老年女性专属，因此我们非常清楚：我们不想让更年期发生在自己身上。在某些文化中，生育能力决定了女性的价值。如果女性失去了生育能力，是不是意味着她就毫无用处、一文不值了？

答案显然是否定的，但这并不能将数百年来扣在中年女性头上的耻辱大帽摘下。这顶帽子太重，重到经常会有女性希望她们的症状是别的什么疾病导致的，反正只要不是更年期就好。她们说"我的血液检查结果正常，那么就不是我的激素出问题了"，听起来好像她们希望自己是贫血或甲状腺功能减退，或是能让她们找到答案的其他任何一种实实在在可以治疗的病。

这种心态完全可以理解。失去生育能力带来的悲伤堪比丧亲之痛，就连从来都不想要孩子或者已经有了儿女、对现状也很满意的女性也难逃此劫。发现自己对于生儿育女不再有选择权是件让人很难过的事。但是，请不要逃避现实，而是要开始聆听你的身体，跟上它的步调，坦诚面对现实，这样你会感觉轻松一些。如果情况没有变好，也不要就此放弃，更不要否认事实，你需要的是努力去了解更多。请跟着我们念：我的价值与生育能力无关，我的人生即将开启激动人心的新篇章。

女性的力量

这里的关键是：更年期前期是女性人生中的一个自然过程，女性不必对此逆来顺受。通过了解自己的变化和症状，女性可以进行调整，选择对自己有益的生活方式，改善这一时期的生活质量。我们想要表达的是：要做更年期前期的主人，而不是奴隶。

笔者二人都听到过令人甚为不悦的事，有男医生甚至是女医生对患者说："这是很自然的过程，你想要我做什么？""我不知道你在抱怨什么。"还有人说："所有女性都会经历这个，为什么要管它？"

要知道，75%的女性会因为更年期前期症状导致生活质量下降，但这些症状其实是可以改善的。我们不认为女性必须"忍受"疼痛或不适。甲状腺功能减退的患者可以用甲状腺激素替代药物治疗；胰岛功能退化导致的1型糖尿病患者可以用胰岛素治疗；那么，女性出现卵巢功能退化就必须忍着？不是这样的！100年前，大部分人的寿命只有60岁，现在我们的平均寿命能达到80岁。时代在进步，我们为女性后半生谋健康、谋幸福，就不应该让女性去忍受痛苦。

在医疗界的某些角落有这样一种声音："以前的女人都是忍忍就过去了，你怎么就不行？"我们对此的回应是：既然忍不是必须的，那么为什么要忍？我们的生活方式和我们的妈妈、奶奶她们完全不同，我们既要养育子女，又要经营事业工作，而到了健康问题上，为什么还要走她们的老路？

因此，请女性朋友——也许是有生以来第一次——列个清单并把自己放在首位。我们的更年期前期口号是：我是最重要的！积极行动是其中的关键——你拿到这本书，就是朝正确的方向迈出了一大步。现在，是时候对自己的人生负责，让未来几十年的生活回归正轨了。十有八九，你会发现这是一种解脱。我们把它看作一个删繁就简、重新评估和重新组织的过程。当然，每个人的情况都不一样。在我们看来，如果你的人生是20多岁拼事业、30多岁顾家庭，那40岁以后就应该以你自己的健康和幸福为主，好让自己充分享受后半生的时光。

调整医疗方式、生活方式和情绪等方法在最初可能会异常困难，对此，我们将在本书中进行拆分详解，帮助你活成自己想要的样子，毕竟，你的感觉最重要。你内心的自信与明灯不会消逝：它可以明亮如故，甚至更亮于往常。实际上，很多女性在人生的这一阶段里，在职业、夫妻生活和情绪方面做出了巨大的改变，由此获得了令人不可思议的自由感。过去的女性发声寥寥，相比之下，现在的女性可以更加自由地表达自己，按照自己的想法去生活，而不用背负他人的期望。

的确，为更年期前期女性提供指导可谓困难重重。我们并不打算一举搞定一切，这条路注定坎坷不平。当你学到了知识、掌握了方法、拥有了动力之后，这些难题自然不攻而克，在未来的岁月里，你会感觉充满力量。因此，让我们开始吧……

本章内容总结

❀ 认识到自己正处于更年期前期是重新找回自我的第一步。

❀ 相关定义：女性认为属于"更年期"的症状其实大部分都属于更年期前期。更年期实际上只有一年。

❀ 你可以有所作为；聆听你的身体。

❀ 没有单一类型的更年期前期：你和别人的症状看起来不同，但意义一样。

❀ 用积极的眼光看待更年期前期：无须理会贴在中年女性身上的耻辱标签。

❀ 化劣势为优势，充分利用更年期前期推动人生变革的催化作用。

❀ 权利掌握在自己手中：你可以成为你想成为的人。

❀ 希望你能从这本书中找到更年期前期生活的方向，利用本书中的知识与工具更好地度过更年期前期。

❀ 现在开始行动吧！从填写本书中的症状问卷（见第246页）开始如何？

第2章

潮热只是冰山一角

知识就是力量。做好准备，了解更年期前期
的症状，就成功了一半。

　　对大部分人来说，"更年期"与"潮热"就像是草莓与奶油
一样密不可分。女性更年期的典型特征是潮热，很多影视剧和
报纸杂志中都这么写。实际上，更年期前期的症状家族庞大而
又微妙，因此，我们将在本章中解读女性可能正在经历的一些
生理与心理问题，同时对这一时期的所有症状进行介绍。

　　更年期前期症状（请读者在第246页问卷上填写自己的症状）会来
得悄无声息，以至于你可能一开始都发现不了。比如，月经周期缩短了
一两天，外面很冷身体却感觉很热，还有一直睡不好，你却觉得是因为
要做的事情太多。

　　更年期前期的症状是如此之多，你要是探究，常常会发现自己陷入
因果重叠的旋涡之中，就像是在解"先有鸡还是先有蛋"的问题。你的
睡眠质量变差，导致你感到疲倦，疲倦导致大脑迟钝，大脑迟钝导致健忘，

继而又影响到性生活，你甚至连想一想的精力都没有！最不起眼的症状往往最容易造成困扰。

更年期（女性月经最后一次来潮及之后一年的时间）的平均年龄是51 岁，有些女性可以安然度过更年期前期而没有任何症状，也有四分之三的女性在更年期前 4~10 年就开始有所表现。

尽管如此，由于缺乏有关更年期前期的公开信息且对该话题不敏感，女性最后可能会自己进行诊断，或把自己的症状归结为疲惫或兼顾家庭与工作给自己造成的压力。今天的更年期前期女性经常被称为"三明治一代"：被照顾子女和赡养老人两种责任夹在中间的中年人。她们还是第一代事业心不输于男性的女性，很多人在 20 世纪 90 年代就开始参加工作，现在已经做到了公司的高层职位。这些因素层层叠加，掀起了一场完美的风暴，让我们无法看清真相：更年期前期。

基本上，女性在刚开始出现更年期前期症状时，很难搞清楚真实的情况是什么。

谢林的故事

有一天我去理发（多年来我一直定期在那儿理发），理发师像往常一样把披风围在我的肩上，没过一会儿，我突然感到后背一阵刺痛，汗水顺着脊背直往下流。我感到全身瘫软，什么也做不了。拿下披风后，我并没有因为新发型而感到高兴，反倒因为身上的汗渍感到难为情。之后很久我都缓不过劲儿来，总觉得太过尴尬，后来便再也没有去过那儿理发。

你可能会在谢林的故事中发现自己的影子，想起你初次出现潮热时的尴尬与绝望。

潮热只是更年期前期症状的冰山一角。对于女性人生中的这一生理转折点，我们的了解过于浅显，且充斥着各种成见、误解和认知空白，这意味着，在 34 种以上已经认可的症状中，只有潮热、夜间盗汗、易怒、情绪多变和肥胖这五种症状进行过公开讨论。多数女性无法识别让她们感到不堪重负、疲惫、健忘、头脑迟钝的生理与心理症状。

现在，让我们一起来了解一下更年期前期的这些症状，毕竟知识就是力量，对吧！

主要症状

这些症状就像抽奖一样毫无规律，但是如果深入挖掘，就能发现它们的共同点。

我们把这些症状分成了八大类：月经、发热、睡眠、心理健康、躯体、消化、过敏和阴道健康与性。这八大类并不包括所有的症状，但为研究更年期前期女性报告的主要症状提供了一个很好的框架。

月经

月经不调是更年期前期最常见的症状之一，但它的常见性是一把双刃剑：月经周期未发生变化会让一些女性误以为她们还没到更年期前期，即便她们已经表现出许多其他症状。尽管如此，我们仍要给予这一症状应有的重视。

通常情况下，更年期前期女性的月经周期会变短——比如从 28 天缩短到 26 天。她们一开始可能不会察觉到这种微妙的变化，直到发现自己一个月来了两次月经：月初一次，月末一次。她的伴侣可能会说："你好像一直在来例假！"之后，经期会越来越不稳定——经量明显增多或

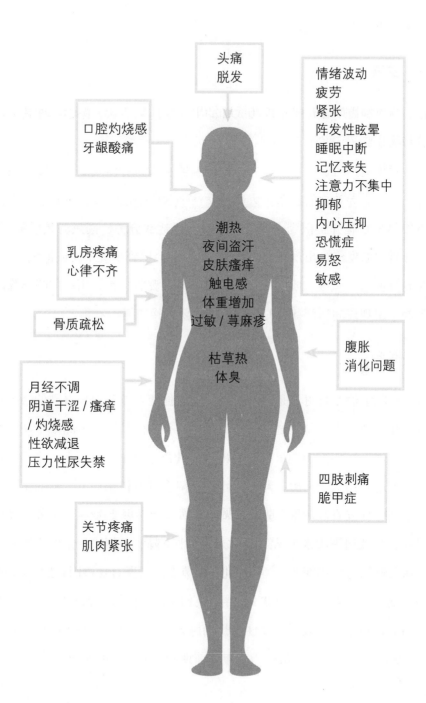

头痛
脱发

情绪波动
疲劳
紧张
阵发性眩晕
睡眠中断
记忆丧失
注意力不集中
抑郁
内心压抑
恐慌症
易怒
敏感

口腔灼烧感
牙龈酸痛

乳房疼痛
心律不齐

骨质疏松

潮热
夜间盗汗
皮肤瘙痒
触电感
体重增加
过敏 / 荨麻疹

枯草热
体臭

腹胀
消化问题

月经不调
阴道干涩 / 瘙痒
/ 灼烧感
性欲减退
压力性尿失禁

四肢刺痛
脆甲症

关节疼痛
肌肉紧张

减少，也有人经期变长。

发热

潮热和夜间盗汗是更广为人知的更年期前期症状，医学上称其为血管舒缩症状（VMS）。

发生潮热时，下丘脑（人体的恒温器）认为身体太热，试图将热量排出体外，导致血管扩张。大部分女性都这样描述潮热：感觉皮肤表面有股热量在爬并扩散到全身，持续时间可达数分钟。潮热时热感强烈，并伴有皮肤发红。出现潮热症状时，你可能会感到坐立不安或惊慌失措，想到外面吹吹风或者吹吹电扇、往自己身上泼些冷水、用冷却喷雾降降温等。出现夜间盗汗症状时，你可能需要勤换床褥、衣物。

睡眠

睡眠上的变化可能是个转折点，它能促使女性意识到自己的激素正在发生变化，尤其是在她们睡眠质量一直很好的情况下。睡眠中断，即失眠，可在更年期前期早期开始出现，最初是由孕激素水平下降及其带来的镇静作用减少所致。雌激素水平下降会影响体温调节，继而引发潮热和核心体温升高问题，这也会对睡眠质量产生不利影响。此外，体温升高会导致褪黑激素（见第 104 页）水平下降，而褪黑激素的作用是调节人的睡眠觉醒周期的，这会扰乱昼夜节奏。在所有这些因素的影响下，我们的非快速眼动睡眠会减少，导致我们第二天醒来时感到疲倦和饥饿。平时睡眠质量一直较好的女性会受到巨大影响，以至于每天凌晨 3 点至 5 点之间的这段时间常被称为更年期前期女性的"清醒时间"。

心理健康

你一定注意到了，有些症状（见第 17 页）与心理健康有关，甚至一些与心理健康没有直接关系的症状，比如腹胀、肌肉紧张、头痛和皮肤瘙痒等，也可能是由心理压力间接导致的。

面对更年期前期的各种问题，女性可能会走到毫无办法、山穷水尽的地步，而这种无力感会让一些女性有生以来第一次出现心理问题。因为表面上与心理健康无关的睡眠、发热等症状会给女性带来压力和痛苦，影响她们的情绪。

强调心理症状很有必要，因为这些症状更难以捉摸，也更难让医生认真对待，其重要性可以和激素相提并论。这些症状并不会让人发疯——它们只是真实的症状而已。卵巢功能与大脑功能密切相关，因为大脑中有雌激素受体。雌激素在很多方面都像是大脑的无线信号：它有连接通信的作用。雌激素会增加大脑中血清素、多巴胺和去甲肾上腺素的分泌量，而这些都是会让人感到快乐的激素。另外，雌激素对大脑的神经功能也有影响。雌激素水平下降会导致大脑反应变慢，而这又会让我们对自己感到失望。如果你经常忘记想要说的话，感受到"欲言难吐"的懊恼，更年期前期可能就是罪魁祸首。你甚至会担心自己是不是患上了早期阿尔茨海默病或痴呆，而这种担心本身就会引发焦虑。

但是，为什么你不会每天都有这种感觉？因为你的心理和情绪症状会随着雌激素水平波动。情绪波动、焦虑、记忆丧失、疲倦、注意力无法集中、易怒、抑郁和恐慌症都是更年期前期影响心理健康的基本方式。除此之外，你还可能会因为更年期前期的激素变化而出现其他许多情绪。比如，你是否有行事不果断、兴味索然、茫然无措和说话生硬的困扰？这些并不在官方认可的症状名单中，但它们确确实实存在，而且有大批女性都经历过。

躯体

对体重、皮肤和头发问题的担忧似乎只是白费力气，但这些问题有可能是更年期前期的征兆，我们不应该让谈论它们的女性感到羞愧。

皮肤瘙痒、脱发和脆甲症全都是更年期前期的症状，原因同样是雌激素水平下降。雌激素是促进胶原蛋白、弹性蛋白和透明质酸生成的必需成分，而这些又是维持健康、光泽秀发和皮肤所必不可少的物质。女性到了 25 岁以后，每年都会流失 1% 的胶原蛋白，而更年期后期前五年累计流失量更是高达 30%，导致女性老态尽显，脸部肌肤失去弹性并下垂，下巴赘肉横生，让有些女性看起来总是在生气或皱眉头。雌激素水平下降还会导致全身皮肤干燥、起屑、松弛，别忘了还有女性的外阴和阴道，那里也有胶原蛋白。

女性还会抱怨自己的体重在更年期前期增加，这种抱怨百分百合情合理。体重增加是缺乏锻炼、新陈代谢减慢和胰岛素敏感性发生变化（见第 136 页）综合作用的结果，这些因素会使脂肪囤积，尤其是在腰部附近。体重增加会严重打击女性的自尊，还会引发健康问题，比如糖尿病，因此需要采取应对措施（见第 15 章）。

更年期前期的躯体症状包括各种疼痛，比如头痛（一些极端情况下的偏头痛，见第 165 页）、乳房疼痛、关节疼痛和肌肉紧张等。雌激素有缓解关节炎症的作用，因此雌激素水平下降或波动会引发关节疼痛。同样，雌激素水平下降会向女性身体发出其不再需要乳汁分泌系统的信号，继而引发乳房疼痛和乳腺组织萎缩，乳房下垂也是由此导致的。

消化

更年期前期的激素变化会影响肠道功能，导致消化不良。腹胀是激素变化引起的一种常见症状，患者会出现放屁多、便秘、大便异常和恶心反胃（见第 12 章）等问题。

过敏

更年期前期与过敏也有关系。更年期前期女性的身体更加敏感，处理组胺的能力也有所下降，而组胺是人体对炎症的自然免疫反应，因此，枯草热、哮喘和刺痛性热疹等过敏性疾病到了这一时期会越发严重。（更多有关组胺不耐受的信息，请见第 177 页。）

阴道健康与性

激素水平变化往往会导致性欲减退和泌尿系统症状，这就是更年期泌尿生殖系统综合征（GSM）。它包括女性因进入更年期而表现出的阴道、泌尿系统和盆底肌等多方面问题。由此可见，有月经不代表波动的激素水平没有对整体阴道健康造成影响。

想了解更年期前期女性的阴道内部发生了什么，可以回想一下学校的生物课。女性阴道内部的正常 pH 值在 3.4 ～ 4.5 之间，亦即呈酸性，用石蕊试纸测试结果为橙色。在更年期前期，雌激素减少会使阴道环境偏碱性，用石蕊试纸测试结果为蓝色。

从酸性到碱性的改变影响重大。酸性环境是一道保护屏障，能够防止细菌进入阴道。pH 值发生改变后，阴道壁会变薄变皱，外阴也不再丰满，导致女性感染念珠菌阴道炎和膀胱炎等疾病的概率增加。阴道内的天然润滑剂也会减少，引发性交不适，进一步使性欲减退（见第 7 章）。

想要探讨阴道健康，就必须先探讨更年期前期对盆底肌的影响。盆底肌是指从耻骨底部延伸到耻骨前面的"吊床状"肌肉群，支撑着盆腔内的膀胱、肠道和子宫等器官。咳嗽或打喷嚏时会漏尿的患者对于盆底肌的重要性会比较清楚。现实生活中，我们见过很多有漏尿问题的女性，她们因为害怕漏尿而不敢穿浅色的裤子和裙子。

年轻女性的盆底肌弹性十足，有很好的支撑作用，随着雌激素水平降低，盆底肌的作用也会减弱。盆底肌锻炼有一定作用，但不足以弥补雌激素缺失带来的影响，也就是说，除非额外摄入雌激素，否则盆底肌的支撑功能不可能恢复如初。如果你不喜欢激素替代疗法（见第 4 章），也可以选用"局部"雌激素产品（阴道药栓、药膏或阴道环的形式）来治疗阴道和盆底肌问题。这种疗法的用药剂量很低，局部雌激素用药一年以上仅相当于 1 ～ 2 天的系统性 HRT 用药，因此，如果女性主要表现为局部症状，如漏尿，那么就可以考虑这种疗法。

跟踪症状

医生可能要花上一点时间，才能在你的症状与更年期前期之间建立联系，因此，有必要把你的症状写下来。你可以使用经期跟踪 App 记录下你出现潮热、失眠或者只是感觉比平时易怒的时间。过分关注这些问题并无益处，但是知道什么时间发生了什么事，能让你在跟医生交流时更加自信，也能让你在知道自己可能会面对更为棘手的症状时对自己好一点。

并非所有症状都是均匀地出现在整个更年期前期；有些是更年期前期早期的特征，而其他则可能出现得较晚。下页图列出了每个阶段可能出现的症状，以及可能出现重叠的地方。

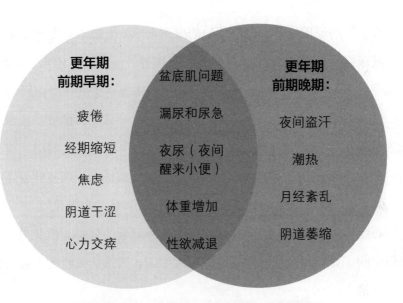

更年期前期早期：

疲倦

经期缩短

焦虑

阴道干涩

心力交瘁

盆底肌问题

漏尿和尿急

夜尿（夜间
醒来小便）

体重增加

性欲减退

更年期前期晚期：

夜间盗汗

潮热

月经紊乱

阴道萎缩

更年期前期早期症状与晚期症状对比图

长期症状

女性往往认为绝经后就不再有症状了，其实不然，从最后一次月经结束后（绝经）一直到更年期后期都有可能仍然存在症状。

关于更年期，有一点我们尚未讨论过，那就是女性面临的风险更高的长期健康问题，该问题在主流媒体和更年期相关对话中鲜有踪影。了解这些问题并做好准备，有助于女性将这一风险降至最低。

痴呆：更年期后期女性患痴呆的概率是男性的两倍多。虽然个中原因尚不完全明了，但我们知道的是，雌激素和睾酮有维持和保护大脑功能的作用，而更年期后期大脑功能会衰减 30%。男性的大脑功能仍然受到"保护"的原因之一，就是他们的睾酮水平一生都不会发生变化。

糖尿病：更年期女性体内的有害胆固醇（LDL，非 HDL）会增多，甘油三酯（一种脂肪）也会增多，导致她们更容易患上 2 型糖尿病。

骨质疏松症：指由于骨质流失和骨骼老化导致的骨骼变脆现象，而元凶就是更年期后期的激素水平下降。在 50 岁以上的人群中，有三分之一的女性和五分之一的男性会因此患上骨质疏松症。调整饮食（见第 173 页）和负重训练（见第 203 页）可以降低该病的患病风险。

心血管疾病：更年期后期女性失去了雌激素的保护，由此引发的心血管疾病成为导致全球女性死亡的最大原因，因该病死亡的人数是乳腺癌的五倍。

抑郁症：虽然英国自杀人数中有四分之三为男性，但是就女性而言，自杀率在 45 ～ 49 岁这一年龄段最高，正好是更年期前期的中间段。

如果女性提前进入更年期或有任何此类疾病的家族患病史，那么她的患病风险会更高。这类疾病的主要致病原因就是失去了雌激素的保护作用，但有很多女性对此并不清楚。她们担心的是此时此刻自己受到的影响，比如无法入睡、体重增加和情绪波动等。她们希望知道怎样应对当前的问题，而不是 70 岁时会面临什么更高的风险。对这种情况，我们非常理解：如果你出现整夜无法入睡或者一直出汗衣服都湿透的问题，那么你的生活就变成了怎样才能熬过接下来的几周、几个月，而几年后的生活则完全顾及不到。

解决症状

好消息是，你不必强迫自己忍受症状，我们发现，女性朋友太擅长这么做了！

海伦的故事

我朋友看见我有潮热症状后，建议我去找哈珀医生看看。我内心并不抗拒更年期，但是我很不愿意接受"我正在发生变化"的想法。总体上，我的情绪、爱情、生活都很好——好吧，我曾经是这么想的。

面诊时，我们谈到了饮食问题，哈珀医生建议我多锻炼，少喝点酒，多放松——她建议我专注当下。哈珀医生给我开了雌激素来缓解潮热问题。我的子宫已经切除了，因此我不需要孕激素。

十周后，我们在 Zoom 上进行了视频复诊，我的丈夫也参加了。他想谢谢哈珀医生，谢谢她的药给我和他的生活带来了巨大改变。一直以来，我都不知道我还能感觉这么好。我忍受这些症状好久了，忍受得失去了幽默感，总是暴躁易怒成了我的新常态。我仍然按部就班地做着所有工作，但没有意识到这需要付出多大的努力。不知不觉中，我为了维持往日的生活节奏把自己搞得心力交瘁，但是 HRT 又让我重新找回了自我。

海伦的故事非常典型，我们经常会听到类似的故事：那些坚持要做好自己的女性，为了让一切运转正常，不知付出了多少努力。她们用自己的努力去弥补更年期前期症状带来的影响，由于症状的发展缓慢又漫长，她们甚至意识不到自己失去了多少东西。

更年期前期症状很难应对，有时甚至让人害怕，但只要处理得当，就可以变害为利，赋予女性力量。很多女性都在这个年龄、这个阶段开始了新的恋情或事业。

尽早解决症状能让你感觉良好。不要把积极主动当成负担，而要当成一张通往解脱、重振雄风之路的黄金入场券。在与更年期女性的对话中，一些主流声音宣称"熬过更年期后感觉会很棒"或"静待'变化'结束，就能成就最无畏的你"，类似的话可能会给女性留下更年期问题需要忍受的印象。我们要明确地告诉大家：它不需要。我们要换一种说法，把更年期视作一个积极的重置人生、获得新平衡的过程。

我们希望你能展现当下最好的状态。别犹豫。你可以从填写症状问卷（见第 246 页）开始（如果你还未填写），填完后把它拿给你的医生。

本章内容总结

❀ 不要把症状当成"生活"：如果你过了40岁，事情又有点不寻常，那你可能到了更年期前期。

❀ 你要了解、熟悉各种各样的更年期前期症状（见第17页）：这个庞大的症状家族涵盖了从触电感到脱发等多种症状，而不只是潮热。

❀ 用于治疗外阴-阴道问题的局部雌激素疗法可以力挽狂澜，对多数女性来说也比较安全。

❀ 长远考虑：更年期前期和更年期女性在之后的生活中罹患痴呆和骨质疏松症的风险更高。

❀ 不要因为媒体上骇人听闻的故事而让自己屈服于痛苦的更年期生活：帮助无处不在。自己的命运自己掌握！

第3章
更年期经历千人千样

如何从不同的角度探讨更年期具有重要意
义，因为我们每个人的经历都不一样。

通往更年期的"路"千人千样，但核心情节并无二致，它
决定了什么是更年期前期与更年期。在本章中，我们研究了不
同女性的更年期前期及其相应症状都有什么样的表现，让你在
人生的这一转变时期不再感到孤独。

大约四分之三的女性会表现出更年期前期症状，有些人的症状会严
重影响她们的身体健康和生活质量。同样，有些人的更年期前期之旅短
暂而又甜蜜，而有些人的则是漫长而又难熬。

当然，这条路有一条贯穿始终的共同主线。你可能遇到过这样的情
况：你跟朋友们一起喝咖啡时提到了你的更年期前期的某个症状，结果
就像是打开了潘多拉魔盒一样引起了大家的共鸣，原来她们也都有过相
同或类似的症状。这种共鸣会让你感到如释重负，但是世界上没有两片
相同的叶子，除去主线，没有哪两个人会有一模一样的更年期前期经历；

即使大家都有一样的症状，具体经历也会因人而异。

它还与我们如何应对这些症状有关。有的人可以妥善处理潮热问题，而头脑不清晰、不灵敏对她们的生活质量影响最大。还有人可能饱受夜间盗汗和失眠问题的困扰。对于刚刚开始一段新恋情的女性来说，性欲减退、阴道干涩以及皮肤和头发问题可能最让她们发愁。每个人有每个人的临界点，而超过这个临界点，我们就不得不去看医生。

过早绝经

有一种情况，会让女性的更年期经历偏离正轨，那就是她进入更年期前期的时间早于她的预期或她的朋友们。这会让女性大受打击，内心充满孤独无助的感觉，而且深感自己女性魅力不再。女性进入更年期的平均年龄是 51 岁，但有 5% 的女性会在 40 ～ 45 岁自然地提前进入更年期。还有 1% 的女性会在 40 岁之前进入更年期，这种情况属于早发性卵巢功能不全（POI）。除此之外，大约有千分之一的女性会在 30 岁之前经历更年期，也就是最后一次月经，以及万分之一的女性会在 20 岁之前经历更年期。

女性在 40 岁之前进入更年期的可诊断为 POI。POI 可由特纳综合征等基因疾病或桥本甲状腺炎和格雷夫斯病（免疫系统错误攻击甲状腺）等自身免疫疾病引发。此外，压力会加速激素水平下降过程，因此，失去父母或爱人等创伤性事件也可能是 POI 的诱因或促成因素。吸烟、不良饮食和缺乏锻炼等生活因素以及体外受精，也会在一定程度上促使女性提前进入更年期。总之，有多种因素都会诱发 POI，糟糕的是，并非每次都能确定确切的原因。这个灰色地带让女性既生气又困惑。

莎拉的故事

我今年 34 岁，六年前我就发现自己的月经不太正常；事实上，我已经错过了几次月经，而我以为是我那段时间跑步太多的缘故。当时我根本没想到我可能是到了更年期前期。

尽管如此，我心里总觉得不安，为了确定自己没有什么严重的问题，我去看了医生。医生让我停掉跑步，增加一些体重，如果三个月后我的月经还是没有恢复正常，到时候再来复诊。我照医生的话去做，但并没有什么效果，因此，第二次面诊时我做了一次血液检查。结果显示我的 FSH 水平偏高，医生诊断我是 POI。

我一直想要孩子，听到这个诊断结果时，我简直伤心欲绝。雪上加霜的是，医生没有给我任何信息或建议，而只是给我开了避孕药。也没有任何人向我说明，我以后可能会更容易得骨质疏松症或心血管疾病，还有我的生理与心理健康会面临什么风险。

还好有网络和社交媒体，这里信息发达，我在这里找到了很多互助小组，帮助像我一样的女性通过领养或捐卵实现我们的妈妈梦，我现在正在考虑做这个。我不再感到孤单，而且我决定停掉避孕药，换成人体同质激素替代疗法（见第 47 页），我觉得这种疗法更加天然。相比几年前，我现在的状态不知道有多好。

外科更年期或医疗更年期

外科手术和癌症的放射化疗也会引发或加速女性提前绝经或过早绝经。根据诱因的不同，我们可称之为"外科更年期"或"医疗更年期"。

全子宫切除术（子宫和卵巢全部切除手术）会让女性一夜之间进入更年期。部分子宫切除术，即只切除子宫、保留卵巢的手术，也有可能会导致更年期，由于卵巢继续分泌激素，这种情况下的过渡会相对平稳，不那么突然。很多癌症治疗也会影响到卵巢，使其失去活力。

如果你即将进行的手术可能会诱发更年期前期症状，甚至是让你直接进入更年期，那么你应该向包括顾问在内的跨学科医疗团队充分寻求建议，了解术后可能会出现哪些情况。如果你的医生心思灵敏，可能会让你在康复后立即接受激素替代疗法（见第 4 章）治疗，前提是你的情况合适。

提前或过早出现的更年期前期症状与平均年龄出现的症状相同，但是某些症状，比如丧失生育能力、性欲减退、阴道萎缩和衰老，会对女性的自信、自尊和心理健康产生更大的影响。提前进入更年期前期的女性出现抑郁的风险更高，对她们来说，药物激素替代疗法意义重大，其中雌激素最为重要。此外，除非更年期前期症状是由子宫切除手术导致，否则孕激素也仍属必需。在这两种情况中，睾酮（见第 43 页）也发挥着关键作用，尤其是对年轻女性而言，睾酮有助于女性保持精力旺盛、强健肌肉、增强性欲和保持头脑灵敏。有时候，年轻女性为了不显得异类，也为了不让自己有"变老"的感觉，会服用避孕药而不是接受激素替代疗法治疗。复方避孕药含有雌激素和孕激素，能发挥同样的功效，让女性感觉"正常"。

所有的年轻女性都应接受某种形式的激素替代疗法治疗，且起码持续到更年期的平均年龄，以减少她们的长期健康风险，并使其激素水平与一般女性保持一致。雌激素有保护血管和心脏的功效，同时还是维持骨骼密度和强度的必要物质。基于上述原因，提前进入更年期前期的女性应定期进行体检和双能 X 射线吸收法（DEXA）扫描，监测骨骼密度，要知道，骨质疏松症是雌激素分泌减少的主要负面影响之一。

除激素治疗外，提前或过早进入更年期的女性还可能需要通过心理咨询和各种支持小组获得情感或心理支持，此类帮助可从医生、网络或直接通过英国国家医疗服务体系（NHS）获取。雌激素缺乏会引发更年期情绪障碍，导致女性情绪低落、焦虑、丧失信心和脑雾。更重要的是，许多提前进入更年期的女性都会有一种失落感，这种感觉就像是一种反应性抑郁，在某些情况下甚至会发展成临床抑郁症。很多女性都发现自己这两种情况兼而有之。这时，一定要寻求帮助，可以和医生谈谈，医生会给出一些建议，比如认知行为疗法、开抗抑郁药物等等，这些都有帮助。

生活方式、文化和医疗因素

最近我们坐出租车的时候，司机问我们是做什么工作的，我们告诉他我们是专门研究更年期的医疗保健专家。老实讲，我们都以为他会把视线移开，不再从后视镜中打量我们，而接下来的旅程则会陷入尴尬的沉默当中。事实正好相反，他并没有躲闪，而是开始给我们讲他的妻子，语气中充满了同情，因为他的妻子刚刚度过更年期。他曾见过妻子信心全无的样子，这让他觉得应该更多地为更年期女性提供帮助，她们的伴侣应该多去了解和学习这方面的知识，这样才能知道如何给她们提供支持。他说得完全正确。我们会在第 6 章介绍如何与伴侣和子女谈论更年期前期问题。

这件事也说明了，现在的社会越来越习惯于谈论更年期，无论是在公众场合还是私下。如今，越来越多的知名女性开始公开谈论她们的更年期前期经历，更年期前期的污名也随之逐渐淡化。毫无疑问，这样能够提高公众对更年期前期问题的认识，帮助成千上万的女性了解自己的症状，坦白地说，还能让她们不再觉得自己精神异常。我们相信，任何帮助大家了解更年期前期和更年期的对话都是好事。

多样性是维持世界运转的动力

全球有一半人口会经历更年期，因此，我们讨论更年期问题时要更具包容性。我敢肯定，当看到米歇尔·奥巴马在她的播客（Prodcast）中谈论自己的更年期经历时，欢呼雀跃的人绝不止我们两个，因为人们平时很少听到黑人女性以及其他有色人种女性谈论这个问题。

《时尚》杂志（*Vogue*）的前任编辑亚历桑德拉·舒尔曼（Alexandra Shulman）在为《每日邮报》（*Daily Mail*）撰写的专栏中讲到了她的更年期经历，最初看到这篇专栏时，我们很高兴，因为我们说过，就这一问题的讨论越多越好。但是后来她表示，她认为我们不应该无休止地谈论更年期症状，就这一点我们无法认同。她承认自己并没有出现"令人衰弱的症状"，她接受了 HRT 治疗，工作薪水丰厚，退休后还拿着公司的退休金。然而很多女性并没有她这么幸运。对大部分女性来说，多了解、多讨论更年期就意味着有更多机会获得护理和治疗，她们可能会因此重获新生，从此以后可以继续在职场上打拼，有些人则得以挽救自己的恋情。

听取不同的声音，从不同的角度谈论更年期具有重要意义，因为我们每个人的经历都各不相同。如果社会上根据某类女性最常谈论的内容形成一种主流看法，这种看法会对其他具有不同经历的女性造成困扰。

有多种文化和生活方式因素会影响我们的更年期经历,具体阐述如下。

饮食

经济实惠、方便快捷的快餐使得西方饮食中含有大量的加工食品、精制糖和饱和脂肪。西方人的肥胖率较高,加之外卖食品和快餐导致的胰岛素失调,夜间盗汗和潮热等血管舒缩症状会更加常见。西方饮食中的酒精和咖啡因含量相对较高,也会加剧血管舒缩症状,使女性更容易出现心悸和焦虑症状。

已有研究表明,东南亚女性主要表现为各种疼痛和疲劳,而非潮热,原因可能就是她们很少喝酒。在这些国家,盆底肌问题、压力性尿失禁、阴道干涩和萎缩会更加常见,导致尿路感染和念珠菌阴道炎也更加常见。而日本女性的饮食中大豆(植物雌激素)含量较高,她们较少出现血管舒缩症状以及头痛、肩部僵硬和寒战等问题。菲律宾女性中的头痛症状更常见,黎巴嫩女性则常表现为疲劳和易怒。

日常锻炼

我们经常听到有更年期前期症状的女性说她们不敢锻炼,不然会出更多的汗,还会导致潮热,因此她们干脆就不锻炼。其实,锻炼身体有助于缓解压力、增加内啡肽和快乐激素(血清素、去甲肾上腺素和多巴胺)的分泌、强健肌肉,还能保持头脑清醒、改善大脑功能、促进新陈代谢、维持健康体重……这个清单太长了,锻炼身体的好处真的是无穷无尽(见第13章)。定期锻炼的女性还会发现她们能够更好地应对自己的症状,拥有更加积极的心态,肥胖问题也更少。请记住,日常锻炼是要做你喜欢的事情,而不是在跑步机上跑到双腿发软。

生活方式

如果你是那种肾上腺素旺盛的人，过着充满刺激的生活，那么相对其他日子过得平淡如水的人，你可能会表现出更多的更年期前期症状。皮质醇是应激激素，寻求刺激、压力过大的人皮质醇水平会偏高，意味着这类人会出现更多更严重的症状。也正因为如此，生活在繁忙都市的职业女性比生活在农村的非职业女性症状更多。

是否工作、每天工作多少小时对于症状的严重程度都有影响。也有女性会说"可我妈妈什么症状也没有"，其原因可能仅仅是她们没有说出来，也可能是因为她们不用像现在的女性一样兼顾每周 40 小时以上的高强度工作与养育子女的双重重担。现代女性的生活压力要远远大于20 年前。

教育程度

一个可悲的事实是，经济状况较差、社会经济地位较低的女性，在经历更年期前期时会比经济状况较好的女性过得艰难很多，个中原因有多种，包括饮食质量更差、吸烟和肥胖率更高等等。此外，教育程度也会在一定程度上影响女性的更年期经历：缺乏教育可能会让女性承受不必要的痛苦，因为她们不知道可以选择哪种疗法，也不了解自己的症状。对更年期前期的认识充分程度，决定了步入更年期前期的女性是挣扎挺过，还是从容应对。

生儿育女和两性关系

女性的生育史及其怀孕方式也会影响到她们的更年期前期经历。从未生育过或在 28 岁之前生育孩子的女性通常会较早进入更年期前期和更年期。通过体外受精怀孕的女性，由于卵巢受到激素的过度刺激，加速了更年期前期进程，会更早表现出更年期前期和更年期症状。

有过生育经历的女性，尤其是经阴道分娩的女性，由于怀孕给盆底肌带来的压力，她们出现盆底肌问题的可能性更大，比如会在打喷嚏或咳嗽，甚至是锻炼的时候漏尿。

医疗史

即使没有接受过会导致其提前进入更年期的手术或治疗（见第30页），女性的个人病史和体重指数（BMI）也有可能会影响她们的更年期前期经历。体重严重偏轻的女性会影响身体机能的发挥，使卵巢停止分泌激素。她们的体脂也较低，而体脂也会分泌少量雌激素。因此，这两个因素相结合，导致雌激素水平全面下降，促使女性提前进入更年期前期。这类女性更容易患上骨质疏松症。反之，超重或肥胖的女性接触雌激素的时间更长，进入更年期的时间会比较晚，但这类女性卵巢癌和子宫癌的患病风险更高。（请注意，中年女性腰部脂肪堆积的原因之一，就是我们的身体试图利用脂肪分泌的雌激素来弥补卵巢分泌雌激素减少所带来的影响。）

如果你有多囊卵巢综合征（PCOS），你可能会发现，随着更年期前期症状增多，你的一些多囊卵巢综合征症状反而会得到改善。比如，月经不调是多囊卵巢综合征的常见症状，在女性进入更年期前期后，这一问题可能会加剧，但也有可能会因为激素波动相互抵消而好转。这着实令人困惑，对吧！

同样的情形也会发生在甲状腺活性不足（甲状腺功能减退）患者身上，该病会使月经量增加，引发疲劳和体重增加等问题。甲状腺过度活跃（甲状腺功能亢进）则会诱发心悸、错过经期、焦虑和慢性疲劳综合征。这些疾病的症状酷似更年期前期，让人们无法确定到底发生了什么。因此，如果你有慢性疲劳综合征，且从未感觉如此疲倦，千万不要小看它——你可能是到了更年期前期。

症状酷似更年期前期的疾病

✿ 贫血：缺铁性贫血和维生素B_{12}缺乏贫血症

✿ 维生素D缺乏症

✿ 甲状腺功能减退

✿ 甲状腺功能亢进

✿ 慢性疲劳综合征

✿ 纤维肌痛症

✿ 抑郁症

✿ 长期新冠肺炎症状

避孕

激素避孕药会掩盖"自然"激素水平，让你无从了解你体内的真实情况。

从理论上讲，只要情况适合且身体健康，女性在50岁之前服用复方口服避孕药都很安全。但是，由于该药含有雌激素和一种孕激素，它可能会掩盖更年期前期症状。对于吸烟或患有高血压、糖尿病的女性，医生通常会建议其在40岁左右改用仅含孕激素的避孕药，以降低血栓风险，减少脑卒中和心脏病发概率。

改换药物后，你的身体会进行自我调节并达到新的平衡；不再摄入雌激素后，你很快就会表现出更年期前期症状：关节痛、潮热、阴道干涩、睡眠障碍。突然，你在做子宫涂片检查时会感到有些不舒服，性生活也可能需要多用些润滑油。

仅含孕激素的避孕药会使 70% 的女性停经，而女性停经后就无法了解自己的经期是变短还是变得更加不规律，因此，不要根据月经来判断是否进入更年期前期，而要靠自己的感觉。

同样的情况也适用于服用其他类型孕激素避孕药的女性，比如植入物和宫内节育器（一种含有孕激素的宫内节育器）。宫内节育器是 40～50 岁女性比较常用的避孕手段，它有助于减少过多的月经量，还有 50%～70% 的女性会因此而完全停经。如果你是因为这个原因放置了宫内节育器，那么它可能会掩盖一个事实：你的经量过多问题预示着你已进入更年期前期。这时候就需要想想你正在经历的其他症状。

放置宫内节育器的女性可以通过血液检查测量她们的卵泡刺激素水平，以此作为是否进入更年期前期的判断依据。尽管如此，需要提醒大家的是，由于更年期前期的激素水平会产生波动，血液检查结果可能会显示 FSH 水平仍然正常，需要六周后再做进一步检查。

希娜的故事

48 岁那年，我开始出现疲劳和易怒的症状，鸡毛蒜皮的事也能让我大发脾气。我还发现自己入睡困难，因此，我开始怀疑自己是不是到了更年期前期。一年半前，我放置了宫内节育器，打那以后我就没来过月经，我也不知道我的"自然"经期是什么样。由于宫内节育器和停经问题有可能影响了我的真实更年期情况，因此医生让我做血液检查，看看我的 FSH 水平如何。

结果显示，我的 FSH 水平为 43，偏高，而我的雌激素水平偏低——难怪我感觉糟糕透了（FSH 达到 25 就代表进入了更年期）。这给我敲响了警钟，让我明白自己需要彻底改变了。我曾经一度"放飞自我"——我的体重飙升，由于工作压力太大，我总是想不起来去锻炼身体。检查结果出来后，我开始每天抽出半个小时的时间出去散步，后来改成了慢跑。此外，我还开始写饮食日记，把我吃了多少东西都记录下来。我意识到自己以前喝酒没有节制，结果摄入了很多不必要的热量，还出现身体浮肿的问题。我的记性还是不太好，因此我决定尝试一下激素疗法，医生给我开了雌激素凝胶，我把它涂到大腿内侧。经过这些努力，我感觉又找回了自我。

当然，所有人都会受到不止一种因素的影响：无论是吸烟的、没有子女的东南亚中产阶级女性，经常锻炼、体外受精的工薪阶层白人女性，还是患有多囊卵巢综合征、正在服用避孕药的黑人女性，人人皆是如此。我们身处一张复杂的因素网中，每种因素相互交叉但又各自发挥影响，造就了我们独一无二的更年期前期。我们生活中的很多方面都会出现重叠，而这种重叠有时看起来相互冲突、相互矛盾，有时又合情合理。因此，有必要根据你的生活方式、文化和医疗背景，对更年期影响你的不同方式有个大概了解，即使这样只是为了让你不用担心自己会发疯。

坦然接受

个人所处的环境会通过症状影响其更年期前期经历，同时也决定了其对这一时期的接受程度。

不同文化对更年期有着不同的接受程度。在很多欧美文化中，"理想"的女性形象是性感、迷人和年轻的，而衰老则是一个极其负面的概念。生活在这些刻板印象和期望中的女性会更难接受更年期。

而在东南亚文化中，衰老的含义更趋正面，年龄越大就意味着越有智慧，年纪大的人才有资格成为一方领袖。在某些社会团体中，如希腊东正教会，人们崇尚自由，不愿采取避孕措施。对这些团体中的女性来说，更年期的到来意味着解放，她们从此获得了性自由，再也不用担心会怀孕。

尽管如此，无论你来自哪里，能否坦然接受更年期主要还是靠自己。根据我们治疗数百名更年期前期女性的经验，如果你想真正重新掌控自己的生活，关键是要坦然面对现实，然后主动出击。

本章内容总结

- ✿ 你的更年期前期经历只是你的个人经历。你的症状与同龄人不同，并不意味着你还未到更年期前期，也不意味着你的经历不合理。

- ✿ 谨慎对待媒体对更年期前期的报道：多谈论是好事，但是媒体报道往往只关注一小部分症状（如潮热）。要多倾听有关更年期前期的不同声音。

- ✿ 停下脚步，想想影响你更年期前期症状的因素——饮食、锻炼习惯、病史、避孕方法。有用的话可以把它们记录下来。

- ✿ 能否坦然接受更年期要靠个人：有些文化会比其他文化对中年女性更为友好，如果你不在其中，那么就让我们来改变这一看法。

第4章
激素替代疗法

关于激素替代疗法的说法，有些属实，但
也有很多谬传，现在，让我们来揭开它的
神秘面纱吧。

激素替代疗法不是灵丹妙药，也不是魔法棒，它并不适用
于所有人，有些女性出于医学原因并不能使用。激素替代疗法
又称医用激素疗法或更年期激素疗法，是否采用该疗法进行治
疗仍是更年期前期女性所能做的最具争议的决定之一。因此，
我们将在本章中详细解读有关激素替代疗法的长期谬传、它的
多种形式以及相关风险，帮助读者做出明智的选择。

西蒙娜的故事

47岁时，我的月经还算正常，偶尔也会错过一两次。多年来，
我一直觉得生活枯燥乏味，脾气也总是暴躁易怒。为了缓解我
的症状，我几乎用尽了所有的办法：瑜伽、锻炼、服用处方补
充剂等等。说起各种药品、补品，我简直如数家珍：鼠尾草补

充剂、玛咖、印度人参……但是现在我已经黔驴技穷了。我需要帮助，但我很固执，我不想用HRT。

我曾经读到过一篇新闻报道，里面讲到采用HRT治疗有诱发乳腺癌的风险（见第50页），这篇文章彻底断了我用HRT治疗的念头。后来，我详细了解了有关HRT的最新研究、不同类型的HRT，并通过将HRT的危险性与每晚一杯红酒进行比较，对HRT有了新的认识，自此我对HRT完全信服了。经过几周的HRT治疗，我好得简直令自己不敢相信。

海伦娜的故事

53岁的我已经出现了轻微的潮热症状，但是我选择默默忍受。我坚持认为自己非常好，并且一口否认我需要药物治疗，在我看来，药物治疗"根本没必要"。和朋友讨论了一番HRT的利弊后，我决定接受HRT治疗。一个月后，我感觉平静了很多。这时我才发现自己已经生了五年气，却不知道原因。

这两个故事（相信我们，这样的故事还有很多）表明，有关HRT的对话充斥着谣传、误解和成见，其中一些你可能已经开始仔细琢磨了。所有这些问题，我们都会在本章中解决。现在，我们先从反复听到的一些常见问题开始，澄清一些误解。

常见问题

1. 接受HRT治疗会让我得乳腺癌吗？

不会，不是所有的HRT制剂都有相同的风险。

2. 我需要等停经以后再开始HRT治疗吗？

不需要，更年期前期期间随时都可以开始。

3. 我能只接受五年的HRT治疗吗？

最好不要这样做，因为 HRT 治疗是一个长期的过程。

4. HRT是非天然疗法，是吗？

HRT 制剂有很多种，其中一些是植物激素，结构与人体产生的激素相同（见第 47 页）。

5. 接受HRT是不是就意味着我得接受衰老？

的确，更年期是女性衰老过程中的一条必经之路，但是我们能让这条路走得更加顺畅。

6. HRT会使体重增加吗？

不一定。更年期前期体重增加的原因有很多种，激素失衡就是其中之一，因此，解决这一问题实际上有助于维持健康的体重。

7. 会不会我一停掉HRT治疗，症状就立马"反弹"？

首先，你没必要停掉治疗。如果你一定要这么做，那就慢慢来，逐渐减少剂量。突然停掉很有可能会让某些症状"反弹"。

什么是激素替代疗法

激素替代疗法是一个医学术语，它的作用和字面意思一样：通过用医用激素补充替代卵巢不再分泌的激素，缓解更年期前期和更年期症状。我们所说的 HRT，通常是指雌激素和孕激素替代疗法。但是，有时也会涉及睾酮（见第 48 页）。

我们先快速回顾一下历史。科学家爱德华·多伊西（Edward Doisy）在 1929 年首次发现了雌激素。1942 年，人们从怀孕母马的尿液中分离出了雌激素，妊马雌酮（即倍美力，Premarin）也于同年获美国食品药品监督管理局（FDA）批准用于治疗潮热。这比避孕药的发明早了近20年。

妇科医生罗伯特·威尔逊在他20世纪60年代出版的《青春永驻》（*Feminine Forever*）一书中宣称：更年期是可以预防的，女性只要通过服用雌激素药物把其身体不再分泌的雌激素补上就可以了。此后，女性便开始寻求激素治疗。一直到20世纪70年代中期，女性还是只有雌激素替代药物可用。虽然症状有所改善，但是由于雌激素持续作用而无孕激素抗衡，子宫内膜癌患病率增加了八倍。女性需要孕激素来抵消雌激素对子宫内膜的影响，降低罹患子宫内膜癌的风险。

关于睾酮的说明

睾酮常常被认为是一种雄性激素，它对女性生理机能的影响因此也被严重低估和误解，但了解睾酮在我们体内的作用至关重要。

女性体内的睾酮是由卵巢和位于肾脏顶部的肾上腺分泌的。睾酮有助于塑造肌肉、增加骨骼强度和骨矿物质密度，维持性冲动和性欲，同时有促使大脑保持敏锐和专注的作用。

女性体内的睾酮水平在20～50岁期间下降大约50%（男性自45岁以后逐渐下降），也就是说，更年期前期的最初症状——疲劳、精力缺失、睡眠质量差和性欲减退——往往是由睾酮水平下降引起的。女性出现的"体重没有增加，但手臂和腿部的肌张力下降"问题，也就是肌少症（表示肌肉萎缩的专业术语），也是由睾酮水平下降导致的。

你有必要考虑一下是否需要将睾酮也纳入HRT处方（见第48页），它经常被忽略，但它对于缓解上述症状的作用不容忽视。

什么最适合你

我们的治疗通常从全面了解女性患者的情况开始，之后建议她们首先审视一下自己的"可调整生活方式因素"，也就是她们能做出哪些改变来帮助自己。然后，如有需要，再建议她们接受 HRT 治疗。很多女性因为选择 HRT 而不是只用补充剂进行治疗觉得自己很失败，我们希望能改变这一误区。

通常在更年期前期，尤其是早期阶段，的确只需调整饮食、调整生活方式和服用补充剂就可以控制好症状（我们会在后续章节中就此展开讨论），但是会存在一个临界点，超过这个临界点，女性就需要"采取更多措施"。我们希望通过本书戳穿那些耸人听闻的谣言，让想要或需要接受激素治疗的女性不要错过治疗机会，也不用再因为误解而默默忍受。

我们的一生有一半时间是在更年期前期及以后度过。到了更年期前期后，我们的卵巢功能减退，不再像以前一样分泌维持身体机能的激素。我们的身体处于激素缺乏状态，就像甲状腺功能减退一样，而后者人们会毫不犹豫地用药物进行治疗。你的卵巢正在发生变化：它们分泌的激素减少，而这会影响到你的大脑功能、心脏健康、消化功能、皮肤和毛发，让你感觉不再像自己，还会增加出现长期健康问题的风险。

如果你觉得 HRT 是让你的身体摄入一些非天然药物，因此不知道要不要以及何时开始进行 HRT 治疗，我们可以说，这种担心完全没有必要。就像我们每个人都各不相同并且有不同的需要一样，HRT 也有很多种制剂和剂型，其中就包括植物激素和天然激素，也许这种就比较适合你。

在适当的情况下，HRT 还有助于缓解更年期前期一些更为直接的症状，比如失眠、盗汗、潮热和焦虑。在调整饮食和生活方式的同时接受 HRT 治疗，还能降低未来出现某些长期健康问题的风险（见第 23 页），比如糖尿病、心脏病、骨质疏松症和痴呆。

但是，所有治疗方法都是有风险的，我们在做选择时务必要谨记这一点（见第 50 页）。

何时开始HRT治疗

女性进入更年期前期后，如果对于体内发生的变化置之不理，就会导致自身罹患心血管疾病、痴呆和脑卒中的概率增加。为此，英国心脏基金会（British Heart Foundation）提倡多关注饮食（见第三部分），减少摄入有害胆固醇，还要坚持日常锻炼，以强健肌肉（不要忘记，心脏也是需要锻炼的肌肉），减少会导致血栓的因素，比如吸烟和超重。已有研究表明，开始进行 HRT 治疗的最佳时机是绝经后十年内，也就是"窗口期"，因为我们的总体健康风险会随着年龄增长而增加。超过这一时间，就需要认真考虑是否接受 HRT 治疗，对某些女性来说，此时使用 HRT 会增加患血栓、脑卒中和心脏病的风险。

可选方案

HRT 主要分两种疗法：一种是雌激素与孕激素联合使用，另一种是只使用雌激素。两种疗法均可加入睾酮（见第 48 页）。仍有子宫的女性适用联合 HRT 治疗，这类女性需要孕激素来平衡雌激素对子宫的影响，抑制子宫内膜过度增厚。

HRT 有多种不同剂型：片剂（口服）、经皮给药（透过皮肤给药的凝胶、喷雾、乳膏和贴片）、阴道栓（置入阴道内，局部用药）、乳膏、环剂（插入阴道）和 HRT 植入物。HRT 植入物不是 NHS 方案，只能私下购买，原因就是它的效果会持续 6 ~ 12 个月，即使女性确诊为激素依赖型癌症（如乳腺癌或卵巢癌）也无法移除 HRT 植入物。

HRT 有两种用药方案：第一种是顺序疗法，有时也叫作周期疗法。未做过任何手术、仍有子宫的女性最适合使用这种 HRT 方案。处于更年期前期的女性仍会来月经，但月经紊乱。顺序 HRT 疗法会制造一种人工月经周期，每月月末会出现停药性出血，和服用某些避孕药的情况有点类似。

第二种是连续疗法，这种方案适用于停经一年、进入更年期后期的女性。这是一种"不出血"的 HRT 方案，每个月月末不会来月经。

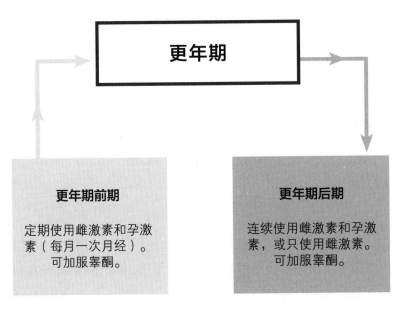

HRT用药方案

生物同质HRT与人体同质HRT

HRT 分两种形式：生物同质激素和人体同质激素。生物同质激素是指化学结构与天然激素完全相同的激素。生物同质激素产业对自身的定位是更为个性化的定制产品，坚称其要比传统的"合成"激素更加天然。但是，这种激素也要经过工业化生产（这让它所谓的"天然"有点可疑），且不受监管，也不在 NHS 体系内，私人诊所对这种激素的收费不菲。

NHS 提供天然植物性激素替代疗法，这种激素通常称为人体同质激素。那么问题来了：人体同质激素也属于生物同质激素，二者到底有何不同？人体同质激素同时受美国食品药品监督管理局和欧洲药品管理局监管，并经英国更年期协会和英国国家卫生与临床优化研究所 (NICE) 批准和认可。这种 HRT 疗法属于 NHS 覆盖范围，背后有昂贵的研究支持，因此，我推荐这种疗法。

找到适合自己的剂量

我们说"HRT"，好像它只有一种形式，其实，正如本章中介绍的那样，HRT 有多种不同的形式。医生会评估患者需求，针对如何通过调整生活方式来缓解症状，为患者提供建议。

患者也可能要做血液检查，但一般不需要（见第 7 页）。然而，只用孕激素避孕（如宫内节育器或植入物）的女性是个例外，用这些措施避孕的女性大部分都会停经，通过血液检查能够知道她们的症状是因更年期前期还是其他症状酷似的疾病而起的。

刚开始接受 HRT 治疗时务必要谨慎小心，最好从低剂量开始，然后慢慢加量——NICE 指南给出了最低有效剂量的建议，如有需要，后续可在此基础上逐渐加量。按照这种方式治疗的副作用会更少，包括浮肿、乳房压痛和恶心。

请记住，HRT 治疗不是速战速决，而是一个漫长的过程，医生会结合患者的情况找出最适合她们的剂量。最初的处方会根据患者的需要及其生活和病情发展情况进行调整。一般需要几个月才能找到最合适的剂量，但是用药 6 ～ 8 周后病情就能有所改善。

NICE 指南指出，女性开始 HRT 治疗后，要在三个月后复诊一次，剂量稳定后，每年至少复诊一次。

另外，也经常有患者需要在用药六个月时进行复诊。请记住，复诊不仅会关注剂量的生理影响，也会关注其对心理状态的影响。随着年龄的增长，身体需求会发生变化，因此，激素治疗一定要按时复诊，以便及时做出调整。

睾酮

睾酮通常在第一次复诊时才予以讨论，原因有几种：首先，使用雌激素后，睾酮的功效才会增强；其次，我们希望了解一下雌激素和孕激素对症状的作用如何；最后，初次面诊时，女性患者身上会有其他很多更为紧迫的症状，睾酮水平下降所引发的性欲减退等症状尚未对其造成困扰。

只要提及某些特定症状，如骨质流失、新陈代谢变慢、体重问题、思维不清晰、记忆力减退、注意力不集中以及性欲减退，就必定会引发关于睾酮的讨论。

但也有例外，医生可能一开始就会给某些患者开睾酮。比如，有的患者一开始就表示特别关心她是不是再也不能有性生活了，这个问题对她的恋情影响很大。总之，HRT 用药方案会根据患者的需要和生活情况进行个性化定制。

把自己照顾好才有余力兼顾其他

更年期前期症状会让很多女性感到消极、疲劳、情绪低落、缺乏精力。与此同时,她们也许还要兼顾事业、照顾年迈的父母、抚养子女、应付日常压力。她们也希望能积极地调整自己的生活,比如调整饮食和坚持锻炼,却有心无力。通过 HRT 治疗,她们能获得所需的动力和精力,并调整好自己的心态,保持生活、事业和经济独立。

珍妮弗的故事

我在 48 岁那年出现了脑雾现象,为此经常感到不知所措。我是一名高级人力资源经理,这份高压工作渐渐让我难以应对。我的记忆力和专注力好像都消失了,我不知道自己还能不能恢复。我曾经很认真地考虑向公司申请降职——换作 35 岁的我肯定会为自己有这个想法而感到恼火,我还想过直接离职。感到自己已无路可走后,我去看了一名治疗更年期综合征的医生,在她那里开始接受 HRT 治疗。

十周后复诊时,我就像是换了一个人。我感觉自己身轻如燕,活力四射,头脑敏锐,工作状态也发生了翻天覆地的变化,为此我向老板申请承担了更多的工作。

通过补充激素,我又重拾自信心,无论是身体还是心灵都充满了力量,让我能成为我想成为的那种人。这个治疗也给我带来了非常重要的影响:如果我仍旧深陷在接受 HRT 治疗前的状态中,并因此而辞去我最爱的工作,那我的经济状况和幸福感会严重受挫。仅此一点就足已影响我当下和未来的生活质量。选择 HRT，是我此生做过的最正确的选择。

风险说明

HRT 疗法确实存在一定风险，充分了解这些风险十分重要，同时，关于 HRT 也有很多流言，我们有必要澄清一下。

20 年前，你可能读到过这样的新闻，标题中惊呼"HRT 会使乳腺癌风险加倍！"。请注意，那是 20 年前。那时，由于妇女健康倡议（WHI）于 2002 年启动的一项研究发现 HRT 存在安全问题，媒体上出现了很多关于传统 HRT 疗法的负面报道，WHI 的这项研究因此也在两年后戛然而止。该研究显示，某些 HRT 疗法会增加心血管疾病和乳腺癌的患病风险。这一发现影响巨大：接受 HRT 治疗的女性人数大大减少。

关于该研究有一点没有说明的是，参与研究的女性体重指数（BMI）很高，为 28.5，平均年龄也高达 63 岁，也就是说，她们已经绝经超过十年了，远远超出了关键的"窗口期"（见第 45 页）。该项研究结果显示，临近更年期开始接受 HRT 治疗的女性罹患心血管疾病的风险会降低。

另外，试验中所用的剂量也高于现在的处方剂量。从那以后，有关 HRT 的科学研究已经取得了很大进展，但这并没有阻止人们以这项过时的研究为依据散布各种谣言。

个人生活方式、HRT 类型、是口服还是透过皮肤吸收，以及接受多长时间的 HRT 治疗，都会影响到女性的乳腺癌、血栓和脑卒中患病概率。采用顺序用药方案给予 HRT 治疗的，其患乳腺癌的风险略低于连续用药方案，但肥胖仍然是一个较高的风险因素。

我们希望女性朋友能够了解这些细微差别，这样才能在做重大决定时有足够全面的信息为依据。这些内容在耸人听闻的媒体报道中是看不

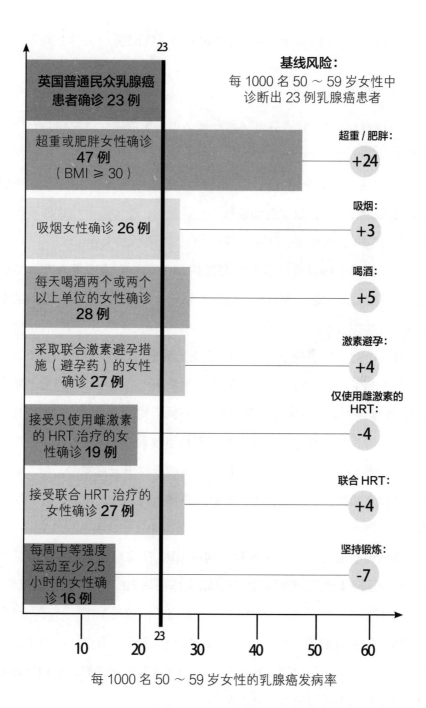

乳腺癌的风险因素

到的。因此，让我们来看一下女性最担心的一些问题。

乳腺癌

统计数据显示，有八分之一的女性会患上乳腺癌。乳腺癌是女性最常见的一种疾病，它与女性的衰老有很大关系，对此我们毫无办法。

但是，约有25%的乳腺癌是由"可以调整的"生活因素——我们有能力改变的因素，如饮食和锻炼——导致的。遗传因素导致的乳腺癌占5%～10%，如携带BRCA-1和BRCA-2基因的女性。

从上页图中可以看出我们需要做些什么——生活因素有着重要影响，尤其是肥胖问题，要针对每位女性进行个体化风险分析，帮助她们正确看待这些因素。

另一个需要注意的重要事项就是统计数据把所有类型的HRT治疗统统归并到了一起，而未对人体同质、生物同质、口服、阴道栓、顺序疗法、连续疗法等进行区分。我们知道，不同形式的HRT风险并不相同。

HRT疗法影响乳腺癌发病率的因素是孕激素而非雌激素。通常用于口服或阴道吸收的胶囊剂型"微粉状"孕激素属于天然激素，与人体分泌的孕激素结构相同，不会增加乳腺癌患病风险。由此可知，并非所有的孕激素都是一样的！

我们希望能有研究关注各种不同的HRT疗法对乳腺癌发病率的影响有何不同，研究结果很可能会显示人体同质HRT治疗的风险更低。我们并不是说女性不会因为HRT得乳腺癌，但接受HRT治疗的女性，其一生中罹患乳腺癌的概率要低于未接受HRT治疗的女性。因此我们现在应当摒弃陈腐的说法，转而关注新的统计数据和研究，它们所描绘的是一幅截然不同的情景。

血栓和脑卒中

每 10 万名未服用避孕药的女性中，就有 5 名会得血栓。这就是我们所说的女性患血栓的"基线风险"。服用避孕药的女性，这一风险会增至每 10 万名中有 20 例病患，而怀孕女性则高达每 10 万名中有 60 例病患。

HRT 成分经肝脏代谢，而肝脏是生成凝血因子的器官，这就是 HRT 有可能会增加女性血栓发病风险的原因所在。口服 HRT 药物会使血栓风险加倍，即每 10 万名女性中会有 10 ~ 20 例血栓患者，但仍低于怀孕女性每 10 万名中有 60 例患病的概率。

然而，经过皮肤（经皮）给药的 HRT 在剂量合适的情况下，根本不会增加血栓患病风险。有较高血栓风险因素的女性，比如超重或吸烟的女性，或者之前曾因外伤等原因出现过血栓的女性，应采用经皮给药的 HRT 治疗，而不是口服给药。评估个人病史时应将这种情况纳入考量。由此我们再次看到，笼统地将所有 HRT 视作一个整体，并不能给女性提供有用的信息，更不能帮她们做出明智的选择。

次要风险

在主要风险中，我们发现女性最关心的是在当下对她们造成影响的风险和副作用，比如腹胀、恶心、痤疮、不规则出血、心悸、焦虑和疲劳。这些症状会在身体适应外界治疗的过程中出现，基本上最后都会稳定下来。它们是身体恢复的信号，属于次要风险，而不是主要风险。但它们确实影响了女性的生活，因此有必要在一开始就说明会发生哪些此类情况。

女性接受 HRT 治疗满两周至四周后就不应该再有此类的"次要"副作用。虽然有个别女性会出现体重增加的问题，但大部分人是不会的。此外，女性身体在适应 HRT 治疗后，有少数人的肌肉量会增加，可能会让体重继续上涨，这时虽然体重增加了，但形体更瘦了。

改变风险水平

我们不想让自己看起来太过专制，健康管理是医患双方共同的责任，患者不能仅仅依靠药物来维持健康，而忽视自己的生活或饮食。HRT 有很多好处，但是在接受治疗的同时，患者还应当妥善处理我们前文讨论过的"可以调整的"风险因素（25% 的乳腺癌是由这些因素引发），即：不要过度饮酒、尽量少吸烟或不吸烟、均衡饮食、加强锻炼。做不到这些，就会增加乳腺癌的患病风险。

HRT替代方案

NICE 指南指出，HRT 是患有血管舒缩症状或更年期情绪障碍女性的首选疗法——血管舒缩症状包括潮热、夜间盗汗、阴道萎缩（见第 93 页）——女性出于某些原因不能使用 HRT 疗法，即有"禁忌症"的情况除外。

不适用 HRT 疗法的人群：有 BRCA 基因突变、乳腺癌患病风险更高的女性，患有雌激素受体阳性乳腺癌的女性，以及患有肝脏疾病的女性。

对于不适用或不想用 HRT 疗法的女性，除了非激素处方药物，还有很多方案、补充剂和补充疗法可以帮助她们应对更年期前期问题（见第 14 章）。

停止HRT治疗

在更年期前期，随着卵巢功能衰退，女性的症状会变得越来越明显。

实际上，直到你55岁左右，也就是更年期后期，你的激素水平还会不定期地波动。因此，接受HRT治疗时，药物剂量也需要做相应的调整。

通常情况下，当身体找到状态并稳定下来之后，一般是在55岁左右，就可以减少HRT给药剂量。此时，女性卵巢分泌的雌激素只有更年期前分泌量的1%，随着身体适应这些变化，激素水平会趋于稳定。

有女性朋友经常会说："HRT疗法不就是让那些无法避免的问题晚点出现吗？"她们的意思是："要是停了HRT治疗，我的更年期前期症状不还是会立马出现吗？"答案是"否"。只要小心应对，这种情况是不会发生的。

如果你想停掉HRT治疗，要先跟医生就此讨论一下，并要求慢慢调整你的剂量。这样一来，即便你还有一些症状，情况也要比你最初刚开始接受HRT治疗时好得多，而不会出现更年期前期症状突然全面爆发的情形。

坚持HRT治疗

HRT治疗没必要停掉，而且是永远也不用！听到这个，你可能会大吃一惊。有些女性会一直坚持HRT治疗到90岁。如果感觉良好、健康状况良好，那就没有理由停掉HRT。我们认识很多70多岁还在接受HRT治疗的女性。有一位女士情况特别好，于是医生让她不要再服用替代激素了。她说："我才结婚两年，而且我很享受性爱！我可不想再有阴道干涩的烦恼了。"当我们告诉她如果她不愿意停那就不用停时，她高兴坏了，事情就是这样。

关于HRT最常见的一种传言就是：HRT只能用一段时间。很多女性经常说"我听说HRT治疗只能用五年，所以我想等到忍无可忍时再治，把我那五年留到那时候"。这种无休止的传言让很多女性错过了最佳治疗时间，她们身上的光芒与价值也随之消失。在这里，我们要澄清一点：关于 HRT 治疗并没有时间限制，因此不用等到感觉糟糕透了再去治疗。

坚持 HRT 治疗也并不是说你就会一直来月经。更年期前期女性在刚开始接受 HRT 治疗时，通常是采用顺序疗法，此时会每个月来月经。有些人愿意每个月来月经，因此会更倾向于这种方案，但也有很多人并不愿意。更年期的平均年龄是 51 岁，且有 90% 的女性会在 54 岁之前进入更年期，对于 50 ～ 54 岁之间的女性，我们会将其用药方案改为无月经的连续疗法。一旦改换方案，女性可能会在短时间内出现突发性出血，但最后月经都会停止。

有越来越多的证据表明，也有越来越多的人认为，在恰当的时机开始接受 HRT 治疗，再结合健康的生活方式，女性获得的利会大于弊，我们永远也不会去评判那些了解这些知识却选择不接受 HRT 的女性。毕竟，这是女性非常私人的选择。我们希望女性为未来做好准备，而不是对未来感到恐惧，同时让她们觉得自己有权做出任何决定。

本章内容总结

✿ 质疑谣言：关于HRT的误解太多，所以要想清楚，哪些是你认为正确的，又有哪些是你明确知道是正确的。

✿ 这是你自己的选择：只有你自己有权决定是否要接受HRT治疗。

✿ 了解不同类型的HRT：并非所有的HRT都一样。

✿ 找到适合自己的剂量：与医生一道解决这个问题，不同女性适合不同的剂量。随着你的情况变化，剂量也需要做相应调整。

❀ 了解风险：要正确看待风险，了解媒体报道的背景，这两点至关
重要。

❀ 不必停掉HRT治疗：如果你想停，要先跟医生讨论。

第5章
积极对待衰老

**用积极的眼光看待衰老，要多关注你能做
什么，而不是你不能做什么。**

　　到了更年期前期，女性外表会发生肉眼可见的变化，这些
变化让女性失去自信，觉得自己不再有女人味、不再性感，而
且这些变化常常就发生在一瞬间。皮肤松弛、老年斑、皱纹、
指甲变脆、头发稀疏干枯等等都成了偷走我们魅力的贼。但是，
我们不一定要变成这样。在本章中，我们将探索能够改变容貌
的医美微调手段以及其他抗衰方案。

　　我们也许不敢承认更年期前期的外貌变化对我们的自信心和自尊心
有着巨大影响，怕被贴上"愚蠢"或"肤浅"的标签，但这是事实。这
并不是什么新鲜事，我们早已习惯于把衰老视为一场彻头彻尾的灾难。

　　有关女性衰老的描述一直都很负面：衰老就是皮肤日渐干瘪起皱、
头发日渐干枯花白，直到日渐衰老的我们到达一个临界点，而超过这个
临界点，就意味着我们与性感再也无缘。

　　生活在这种极端论调的环境中，即使再刀枪不入的女性，也会因为年龄增长而感到不安。

　　事实是，现在的中年女性比以往任何时候都要强大，但她们并未获得与此相匹配的尊重。年纪较大的女演员没有好戏可演，而男演员被视为越老越有魅力。虽然人们对中年女性的看法正在改变，但是那些看起来很了不起的人（詹妮弗·洛佩兹、米歇尔·奥巴马和詹妮弗·安妮斯顿等等）是普通女性所无法企及的。

　　我们还因此陷入激烈的思想斗争中——我们渴望自己保持年轻美貌，却又坚称不在乎自己的长相，以防背叛姐妹情谊。

　　我们要坦率承认外貌会影响我们的自我感受及社会对我们的看法，并且不用为此感到羞愧或尴尬。多项研究表明，外表有魅力的人更成功、更容易获得人们的信赖，收入也更高。因此，不要为自己有追求美的想法而感到惭愧，数千年的社会熏陶不是你想抵挡就能抵挡得了的。的确，我们生活在一个非常视觉化的社会，我们也许希望自己光彩照人，但不应该由它来给我们自己下定义。更年期前期就是我们重拾自信、重塑自我的时刻。

　　此外，事实不言自明。有研究表明，对外貌的自我评价较好时，自我感觉也较好；对外貌的自我评价较差时，自尊和心理健康都会受到严重的负面影响。当然，也有的人自我感受一点也不受外貌影响，但这种自由洒脱对很多女性来说是可望而不可即的，因此不该否认更年期前期的容貌变化对女性心理健康的巨大影响。心理学家把这种现象称为"外貌自我价值感权变"，意思就是我们将自我价值感建立在自己的外表上，很少有人不受此心理影响，这是很多女性口中令人无奈的现实。

　　尽管对外表的不自信可能会影响到心理健康，但女性的这一苦楚仍然无处诉说，她们怕医生觉得自己是无病呻吟。毕竟，因为外表而心情不好又不是心脏病或癌症——但也绝不是无病呻吟。

很多乳腺癌康复者都表示，她们康复后有容貌焦虑却得不到任何帮助。谈论这个问题会让她们感到内疚，为什么呢？你看，她们的癌症治愈了，对吧？要是再跟医生说"我的皮肤很干燥"或者"我的头发没有光泽"之类的问题就会感觉很傻。低估女性的容貌焦虑就是用非常短浅的眼光看待"健康"。

停止自我抗争

衰老是一个自然的过程，我们既不能否认，也无力违抗，但我们可以维持最佳的外表和心理状态。"抗衰老"一词听起来像是我们要对抗人体的自然衰老过程。事实正好相反，我们希望无论是在哪个人生阶段，女性都能从心理上认可自己的外表，继而获得良好的自我感受——努力呈现最佳状态、做出积极的人生选择才是"积极对待衰老"的真正含义。用积极的眼光看待衰老才是根本的解决之道。

有些人可能会觉得接受真实的自我与呈现自己的最佳状态二者之间存在矛盾，但我们不这么认为。你需要做的就是平衡好二者的关系——发自内心地感到快乐，同时愿意做那些让自己感觉良好的事情。坦白地说，大多数女性并不是真的贪恋 25 岁时的身材，25 岁的身体再经过四分之一世纪的风霜洗礼，所呈现出来的价值是前者无法替代的，但这并不耽误她们追求最佳状态。

容貌变化概述

接受自己，但不要给自己设限。你可以让自己变得更好：如果你有烦恼，本书可以为你提供解决烦恼的办法。

面部

胶原蛋白是人体结缔组织中最重要的结构蛋白。它就像脚手架一样，支撑着我们的皮肤、骨骼和软骨。

女性过了 25 岁，身体就不再合成胶原蛋白。从那时起，我们就开始出现“美学意义上”的衰老，然后胶原蛋白以每年大约 1% 的速度流失，进入更年期后，流失速度加快，每年流失大约 2% ～ 5%。直到更年期结束，我们将失去大约 30% 的胶原蛋白。

这一改变带来的影响是显而易见的：缺乏胶原蛋白会使面部肌肤下垂、变形。除此之外，更年期前期还会导致面部脂肪流失、不再饱满，以及骨密度下降。

雌激素有促进弹性蛋白生成的作用，而弹性蛋白是使皮肤经过拉伸或挤压后还能恢复原样的另一种蛋白。雌激素水平一旦开始下降，弹性蛋白也会随之下降，导致皮肤不再像往日一样紧致。

简而言之，在这些因素的共同作用下，面部会慢慢长成“倒 V”形：双颊不再饱满，下颌轮廓不再分明，双下巴开始出现。皮肤变薄、变干，细纹和皱纹也越来越多。许多女性的嘴唇也会受到激素水平变化的影响变薄、不再丰满，看起来像是在噘嘴唇。

下眼睑是面部另外一个变化显著的部位。我们会长出“鱼尾纹”，因激素缺乏导致的睡眠问题也会在下眼睑留下明显的痕迹。面部肌肤成为黑色素沉着问题的受害者——女性因晒伤和色素沉着过度出现的雀斑、老年性雀斑样痣日益增多，还有我们所知的黄褐斑，即因激素失衡导致多块皮肤颜色比周围皮肤加深的现象。

同时，眼睛可能会干涩、畏光、发痒，而原因就像我们身体的其他部位一样，是由于眼球表面的天然润滑层变薄所致。你是否注意到你的视力也跟以前不一样了？你是否开始戴老花镜？究其原因，一部分是因为自然衰老导致眼球形状发生变化，另一部分是因为雌激素水平下降影响到了眼周的肌肉和韧带。

这还不够，一些女性在更年期前期还会面临痤疮的烦恼。这是由于睾酮的雄激素作用（一些女性的雌激素水平下降后，睾酮的作用会越发凸显）和皮脂分泌增加所致。

研究表明，现在40～50岁的女性比30年前同年龄段的女性更容易长痤疮，因为她们的生活压力更大。睾酮作用凸显还会导致面部毛发增多。如果你嘴唇上方长出了零星毛发或者一簇毛发，那么就是这个原因了。它并不是说我们体内的睾酮突然增多，而是由于雌激素和孕激素这两种女性激素减少，使得睾酮的作用比进入更年期前更加明显而已。（有关痤疮及其诱因和应对措施的更多信息，请见第179页。）

身体

胶原蛋白和弹性蛋白减少会促使身体上的皮肤出现与面部皮肤相同的变化。睾酮水平下降导致肌肉萎缩（肌少症），也会间接导致这些肌肉周围曾经紧致的肌肤变得松弛。这种现象在颈部、上臂等部位最为常见。激素水平下降还会对身体以下部位产生显著影响：

乳房：孕激素减少会导致乳腺组织的韧度降低、脂肪含量增加，乳房变重并开始下垂。缺乏胶原蛋白和弹性蛋白令乳房的皮肤失去弹性，不再紧致。

腰部：更年期前期激素减少、胰岛素抵抗增加会使女性腰围变粗。这种现象有时也称为"中年发福"。（相关诱因及应对措施请见第136页。）

阴道：胶原蛋白和弹性蛋白减少会影响到身体的所有部位，外阴和阴道也不例外。据女性朋友描述，她们的外阴变得"皱巴巴的"，感觉外阴干燥，有时还有色素沉着问题。阴毛也不断减少，未脱落的则开始变白。

手部：许多女性都注意到了自己手上的衰老迹象，有时甚至比面部出现得还早。这些迹象包括指甲变脆、手部皮肤变干、老年斑滋生，此外由于皮肤变薄，手上的血管会显得很突出。

头发

女性尤其担心激素缺乏会对她们的一头秀发产生什么影响。不知道为什么，我们对自身魅力的感知程度与头发密切相关。要怪就怪"潘婷"，要怪就怪"欧莱雅"，那些洗发水把我们光泽的头发变得软趴趴的，很多人都觉得这样做"不值得"。

雌激素减少导致女性头发脱落得越来越频繁，脱发部位均匀地分布在整个头皮上，而不是成块脱落（有的脱发患者会出现这种现象）。头发通常会变得又干又脆，还前所未有地易断，再也长不到以前的长度。

还有其他一些因素也会引起头发问题：在自然衰老过程中，我们的毛囊会受损，毛干变细，黑色素减少则令男女头发皆白。在寻求美妆手段解决头发问题之前，最好先请医生检查一下这类症状是不是由其他问题引起的，比如甲状腺功能减退（甲状腺活性不足）、缺铁或压力过大等。请记住，任何补救措施都需要时间才能看到成效——新头发大约需要九个月的时间才能长出来。（要了解头发稀疏的更深层次原因，请见第 180 页。）

你能做些什么

用积极的眼光看待衰老，多关注你能做什么，而不是你不能做什么。

在你能做的事情中，有些非常简单。和往常一样，可选方案多种多样，从药物治疗到调整生活方式，再到更多介入性治疗，等等。有些方案听起来十分合理，而有些建议又可能十分吓人。那我们的建议是什么？请带着开放的心态读下去，我们会最大限度地保护你的自尊心。

可以先从简单地调整生活方式开始：

❀ 保持健康均衡的饮食，多摄入有益脂肪、蔬菜水果，少摄入精制糖和加工产品，可有效改善面部问题。

❀ 运动可以促进血液循环，强健肌肉，令头发光泽亮丽如初。运动还可以减压，令你紧皱的眉头舒展开来。

❀ 保持身体的水分。很多人白天都想不起来喝水，而是摄入大量的脱水饮料，比如咖啡和茶。

❀ 保持微笑，这是保持年轻的秘诀。

❀ 感觉眼干时可用眼药水缓解。

❀ 如果有脸肿问题，就把酒戒掉。

❀ 保证睡眠质量（见第8章）。

❀ 吸烟的人一定要戒烟！

调整护肤方案

如果你的保湿霜从20岁起就没换过，那么现在是时候好好看看你浴室里的瓶瓶罐罐了。现在的皮肤已经不是以前的皮肤了，你需要与之相匹配的护肤品。你不需要为此花太多钱——有些护肤品既有效又实惠。

维生素A：现在各个品牌和价位的护肤品都含有这种成分，它又叫视黄醇，最初是用于治疗雀斑，最近才作为抵抗肌肤衰老的成分出现在精华素和面霜等产品中。维生素 A 能促进细胞更新，改善细纹和皱纹。维生素 A 会令皮肤产生光敏反应，因此不要在白天使用，而要在晚上睡觉前使用。初用时，由于它会刺激皮肤，令皮肤变干、变脆、变红，所以应每隔一晚使用一次，之后再逐步增加使用频率。

维生素 C：这是更年期前期女性护肤方案中的另外一种关键成分，它能唤醒肌肤活力，令肌肤恢复明亮光泽。选择标签成分含 10% ~ 15% 维生素 C（抗坏血酸）的产品（一般是精华液），并在白天使用，皮肤很快就能恢复昔日光泽。（如何增加维生素 C 的膳食摄入量，请见第 140 页。）

防晒霜：防晒霜是防止皮肤产生自由基（是指会损害皮肤细胞的不稳定原子）的重要物质。紫外线辐射会使皮肤产生自由基，因此要选择能抵御 UBV 紫外线和 UVA 紫外线的产品。UBV 紫外线会造成皮肤灼伤，而 UVA 紫外线的穿透力强，是皮肤过早老化的主要原因。充分的防晒保护还能很好地改善面部肌肤色素沉着问题。我们建议女性朋友全年使用防晒霜，因为不论天气如何，紫外线一直都存在。

保湿因子：身体各部位的皮肤，包括外阴皮肤，都会像面部皮肤一样变干发痒，因此每次洗完澡或上床前都要擦涂保湿乳。大家不必选择昂贵的品牌，只要是含有甘油、神经酰胺和保湿剂等成分的保湿产品都有保湿效果。洗完澡后，简单地在皮肤上擦些椰子油，甚至是婴儿油也可以。法国的药妆品牌价格都很合理，比如理肤泉、雅漾和薇姿是笔者二人和我们认识的许多皮肤科医生一致认可的保湿产品。

吸烟饮酒

吸烟会像紫外线一样使皮肤产生自由基，破坏皮肤中的共价键，加速皮肤过早老化。吸烟者易生皱纹（如唇部细纹），肌肤也比较干燥。我们认为，戒烟是最有效的抗衰老方法之一，这么说并不夸张。有些外科医生会主动要求患者在手术前戒烟，以加速皮肤的恢复过程。

酒精会引发浮肿、腹胀和毛细血管破裂，因此要适度饮酒，也就是每周饮酒量不超过 14 个单位，相当于七杯金汤力鸡尾酒。

换个全新的形象，重新起航

过去，关于衰老似乎有一条不成文的规定，那就是女性过了 45 岁就不能再留长发，也不能穿超短裙。

对此我们要说：才不是！

这个年龄根本不存在什么规定，我们也不必理会什么习俗。如果你忘了打理头发、衣柜和化妆包，你还有其他很多方法可以改善自我的形象和心态。

先看看你的衣服。你是不是还穿着 20 年前买的衣服？老实说，你的衣服到底合不合身？很多女性都发现，如果衣服再大一个尺码会更合身，她们感觉也更好。

还有一件事我们建议大家一定要做，那就是量一下自己的胸围，然后买你能负担得起的最好的文胸。一款质量上乘、尺码合适且有支撑效果的文胸可以带来很大的不同，它能改善身姿，尤其是在更年期前期令你身材走样的情况下。这就是我们所说的接受自我、积极行动，即放下对往日身材的执念，接受现在的身材，然后想方设法让它呈现最佳状态。

小事情成就大不同，千万不要小看拥有合适的产品且知道如何使用所能带来的改变。

下面几条建议对增强自信有奇效：

- 换个发型和发色：选择你能消费得起的最好的。正如电视节目主持人凯特·迪利（Cat Deeley）所言："我可以穿最新款的鞋子，背当季最流行的包包，但一直陪伴我的只有我的头发。"
- 买一款好的妆前乳，帮助皮肤做好妆前打底，均匀肤色。
- 眼下肌肤变薄后容易因睡眠不足出现黑眼圈，这时可在眼下位置涂上高光或遮瑕膏。
- 选择处方眼药水来缓解眼睛干涩问题，如果需要长时间盯着屏幕，要提醒自己多眨眼，每隔一段时间离开屏幕休息一会儿，放松眼部肌肉。
- 别忘了你的眉毛：画好眉毛会让脸形更好看。买一支好用的眉笔或一盒眉粉，也可以选择半永久妆容，给眉毛染色或半永久纹眉，等等。
- 尽量选用轻便透气的乳霜产品，少用哑光/粉状化妆品。乳霜产品能令肌肤焕发更年期前期女性所缺乏的光泽亮度。
- 中年女性化妆有时候简单一些就挺好。浅色粉底或保湿隔离霜、睫毛膏和唇彩或唇膏足矣。

试试"微调"

我们都见过小报上所谓的整形手术"灾难"照片：鳟鱼嘴、面无表情的脸、紧绷的皮肤。这些照片给人的印象是，任何整容手术都只是让你沦为笑柄的捷径，再加上整容费用高昂，让一些女性对某些整容手术不屑一顾。

实际上，整容手术是一个非常宽泛的领域，其中包含多种微创手术，你认识的很多女性都在秘密使用。这些人中有你的同事、朋友，她们看起来并无异常，也不像是"做过手术"，但表现出来的状态就是很棒，你会好奇"她们有什么秘诀"。让我们来告诉你：秘诀有可能就是美容针、激光美容术、填充剂、肉毒杆菌，或者多管齐下。

很多人都对这些美容手段感到怀疑，但整容如今已经不再是什么见不得人的事，这很大程度上要归功于女性对做过整容手术一事越来越坦率。拥有爱美之心再也不是"反女权主义"，亦不等于"肤浅"。就连女权主义的领军人物之一凯特琳·莫兰（Caitlin Moran）最近也自曝曾注射过肉毒杆菌。有些女性不敢将一些她们认为是"异物"的东西注入自己体内，其实，大部分注射剂的成分是透明质酸，而这是人体皮肤中天然存在的一种物质。肉毒杆菌除了用于美容外，还是一种医学手段，可用于治疗多汗症（出汗过多）、偏头痛和膀胱过度活动症等。如果你想尝试但又害怕，可以先从低剂量开始试用，它的效果并不是永久性的，只能维持 3～4 个月，所以你大可放心。

这些美容手段，或者叫"微调"，能够塑造平静而又不僵硬的表情。经过微调的脸部看起来更加放松，皮肤也能重新焕发容光。在更年期前期，女性经常会在"保脸"还是"保身材"之间徘徊——要是减肥，脸会不会变得更加憔悴？还是需要保持体重，好让脸部看起来更加丰满？其实我们不必非得二选一，有一种办法可以让我们"鱼与熊掌兼得"。为了让大家了解到真相，笔者二人试用了肉毒杆菌、填充剂、射频美容、微针疗法和 Profhilo 五点提升针（一种可注射的润肤霜，有时也称为"液体拉皮"）。

这类强化效果略高的美容术还包括激光脱毛。很多女性都觉得脱毛用打蜡、剃毛、脱毛膏和镊子就足够了（然而这些并不够，讽刺的是，在面部长出毛发的同时，头上的毛发却在脱落，我们也没能逃脱这个问题），但是激光脱毛的效果会更加持久。现实中并没有一劳永逸的脱毛方法，激光脱毛的高额费用又让人爱不起。如果毛发过多，成了你的主要问题，而你又有足够的经济能力，那激光脱毛就值得你考虑。此外，很多诊所都可以分期付款。

最后值得一提的是，阴道激光治疗是治疗阴道松弛、漏尿、阴道干涩和复发性尿路感染的一种非常有效的方法。这是一种无痛疗法，可刺激人体合成新的胶原蛋白，加速血液循环。

无论你做何选择，哪怕选择什么也不做，只要你的选择适合自己就好。也许，只凭好的护肤方案、健康饮食和锻炼（它能释放内啡肽，促进血液循环，强健肌肉），就足以让你维持良好的自我感觉，乐观地面对衰老。

如果你正在考虑尝试上述方法，一定要去找有资质的医护人员，而不要只看价格。

本章内容总结

❀ 爱美并不肤浅也不虚荣：关注外表非常正常。

❀ 停止自我抗争：衰老是人体的自然过程——我们既不能否认，也无力抵抗，但是我们可以改善衰老，呈现最佳的外貌与心理状态。

❀ 关注自己的变化：你可能会看到面部、身体、阴道和头发出现衰老迹象。

✿ 翻新衣橱：翻新你的衣柜，看看你的文胸是不是穿对了。

✿ 你可以做很多事情：有多种抗衰老措施等你选择——从更换化妆品
到尝试"微调美容"，等等。

第6章
心理问题

发现让你苦苦挣扎的心理问题居然是更年期前期激素水平变化所致，会让你感到如释重负。

很多女性朋友的心理健康都会受到更年期前期影响，而这种影响往往被人低估。更年期女性喜怒无常、情绪多变、不理智是很多人的共识，人们已经对更年期的情绪障碍开展了许多研究。究其原因，激素变化和水平下降往往是罪魁祸首，即便你没有焦虑史，到了更年期前期，你也可能会感到焦虑、惊慌、情绪低落、无精打采。尽管更年期情绪障碍（MMD）本身并不属于正规的诊断结果，但这种病是真实存在的。不幸的是，很少有女性知道这种病，结果只能在病痛中苦苦挣扎，就算真的有人为此去看了医生（这本身就是巨大的进步），最后也只能拿到医生开的抗抑郁药。如果不了解出现这些问题的原因，很容易让人迷失自我，因此在本章中，我们探究了更年期前期女性产生情绪变化的原因，并为读者提供了应对方法。

　　如果只是简单地把更年期前期与潮热、夜间盗汗等症状画等号，而忽视更年期前期激素水平下降给女性心理健康带来的巨大影响，那么我们相当于是在自虐。

　　现实是残酷的，女性进入更年期的平均年龄是 51 岁，而女性自杀率最高的年龄段是在 45 ～ 54 岁，恰好是更年期卵巢分泌激素开始减少的时间。如此看来，40 ～ 45 岁女性的离婚率最高也就不奇怪了。当然，女性出现心理问题和感情问题的原因有很多，毕竟这种事情在哪个年龄段都有可能发生，但是我们往往会忽视更年期前期的影响。

　　我们先要明确一件事：女性体内出现的激素变化对于其心理健康有着持久而深远的影响，甚至会影响女性一生，影响其生活的方方面面。

　　人们往往把讨论的焦点都放在更年期前期的生理体征上，岂不知心理和情绪症状已悄然滋生。实际上，早在更年期前期早期，月经仍然正常、你对所发生的一切还一无所知时，心理症状就已经到了最明显的状态。

　　步入中年后，女性既要应对繁杂事务，又要应对自己的不良情绪，种种问题使得她们开始反思自己的人生。她们会想："我取得了什么成就？"或者，"我的未来要走向何处？"最后却以满心的失落和没有存在感结束。

　　有人会在发现自己一个月来两次月经时想到自己是不是到了更年期前期，而缺乏活力、焦虑和健忘的心理问题可不会让她有此联想。

　　当她忘了自己上楼是要干什么或者不记得把车钥匙放哪儿了时，她更倾向于认为自己得了痴呆，而不是因为到了更年期前期。尽管如此，这些看似不起眼的小事会逐渐升级，最终影响到她的自尊，夺走她的自信，让她觉得自己做不好工作，也当不好伴侣、朋友和母亲。

　　虽然已经有研究证实了更年期前期与焦虑、抑郁以及现有抑郁症的恶化有所关联，但更年期前期的情绪变化与其他心理健康问题并不相同，因此，我们来看看女性的心理健康在这个尤其敏感的时期会出现什么样的问题。

更年期情绪障碍

要想弄清激素在更年期前期发生了什么变化，最好同时从宏观和微观两个方面入手。更年期前期，即更年期的先导期，会持续多年，在此期间，女性体内的激素大体上呈减少趋势（即宏观层面）。虽然总体趋势是减少，但除此之外，激素还会出现波动，也就是说，某些日子里激素水平可能与进入更年期前期之前一样。这类微观变化看起来也许很小，但也值得我们注意。

雌激素负责维持大脑内"令人快乐的激素"水平，即血清素、去甲肾上腺素和多巴胺。它就像是人体内部自有的抗抑郁剂，防止这些激素的消耗和降解。到目前为止，一切都还很简单，对吧？在你自我感觉良好的日子里，雌激素水平会相对正常，由此推及令人快乐的激素水平也正常。但在其他时间，你会情绪低落，缺乏目标，这时你的雌激素和令人快乐的激素呈下降趋势。

你不一定会感到郁闷，也许只是有些无聊，好像对生活失去了热情，什么事都觉得很艰难。经常有女性朋友跟我说，这种感觉就像是在上山或者在泥浆中跋涉。更年期前期女性大都表示她们能坚持工作和社交，但是参加完"有趣的"活动后，比如和朋友喝完咖啡，她们只想躺下来休息。

你只想窝在沙发里看电视的情况会越来越多，当你处于这种状态的时间远多于你"积极向上"的时间时，就是更年期情绪障碍了。

患有更年期情绪障碍的女性会发现她们的焦虑达到了令人衰弱且不受控制的程度，但她们一般不会一直处于悲伤的情绪中。以前你无须多想就会做的一些简单事情，比如决定晚餐吃什么或是否开车，现在却让你不知所措。

很多女性都说，"我都开了 25 年车了，现在却再也不想上高速"。她们不再自信，不再果断。以前只需要 20 分钟就能做完的工作现在却要用一小时才能完成，因为她们每做完一步都要反复检查。

生理症状也会损害心理健康，使 MMD 情况恶化，比如，失眠可能会导致注意力下降、潮热会让人感到不自在等。对于以前从未感到过焦虑的女性来说，现在的情况可以说很可怕，而患有强迫症（OCD）或有类似强迫症行为的女性通常会发现情况恶化。

你能做些什么

已有证据证明，调整生活方式，比如定期锻炼——每天早晚各锻炼 15 分钟等，能够改善轻度至中度情绪障碍。多吃对情绪健康有益的食物、注意肠道健康（见第 12 章）也有同样功效，肠道内产生的快乐激素——血清素，占人体总血清素的 70%，因此，正确饮食和维持正常的肠道菌群也能大大改善心理健康状况。如果情绪变化是激素变化所致，理想情况下你是不用吃抗抑郁药的。如果你需要服用，不管是出于什么原因，也都不意味着你失败了。

简的故事

我是一名 46 岁的园林设计师，经营着自己的景观美化公司，并屡获殊荣。外人眼中的我是一名成功人士，但是几年前，我开始怀疑自己。我看不到自己的价值、我作品的价值，每项工作需要花费的时间也越来越长。我并没有一直伤心难过，但我情绪低落的日子越来越多。我的两个孩子，一个 21 岁、一个 19 岁，他们抱怨我总是忘记他们跟我说过的事情，而家里人也都认为我发脾气是因为我太过敏感，要不就说我是在演"狼来了"。我去看过医生，医生让我吃抗抑郁药，但我知道我不是抑郁症，我得过抑郁症，知道现在的情况跟抑郁症不一样。再说了，我为什么要抑郁？我试着坚持锻炼，却总是没有动力。为了寻求心理安慰、补充能量，我不停地往嘴里塞零食。结果，体重飙升让我更加焦虑了。

现在我终于知道了，这是激素水平发生变化的缘故。我不是抑郁症，而是更年期情绪障碍，是雌激素减少以及大脑中的快乐激素减少所带来的连锁反应。我不太想接受 HRT 治疗，但总要做点什么。我年轻时得过进食障碍，现在我可不想事情再次失控。但是现在我的精神状态不够好，也没有精力调整饮食和生活方式，我只能陷入千篇一律的生活。

经过权衡，我决定坚持使用低剂量的 HRT 治疗来提升激素水平，同时更加注意饮食和休息。很快我就感觉好些了，也开始恢复跑步，过去我就是一直靠跑步来调整情绪的。现在，我给作品定价时更加果断、更加自信了。我的丈夫说我不再去反复检查门锁了没，孩子们也表示我变得更加冷静、更愿意接受别人的意见了。

高危因素

有一些因素被证实会加剧雌激素下降所引起的情绪变化。具有以下一种或多种情况的人，在更年期期间会更容易出现情绪障碍：

✿ 抑郁和/或焦虑病史。

✿ 产后抑郁症。

✿ PMS/PMT/PMDD（经前期综合征/经前期紧张症/经前期焦虑症）。

✿ 生活创伤，比如失去爱人或子女，或曾经受过虐待。

此前有过精神病史也许是 MMD 最大的风险因素。如果你以前曾有过心理健康问题，到了更年期前期，这些问题很可能会复发，因此一定要意识到更年期前期的重要性。大家要记住自己曾经出现过的症状（见第 17 页），有症状复发后要及时就医。另外不要忘了，你可以自己要求进行谈话治疗（见第 81 页）。

通常情况下，曾经有过心理健康问题的女性能够首先意识到之前的抑郁症经历与当下的感觉截然不同。她们会说"我感觉不太好，但又不像是我二十多岁时的抑郁症"。其中的不同，很有可能是雌激素减少带来的影响所致。年轻人所患的抑郁症通常是"反应性抑郁症"，即与生活事件直接相关的抑郁问题。MMD 不是由创伤性事件引发，而是由激素变化导致的，我们可以称之为化学事件。这就是 MMD 有别于女性过去所经历的心理健康问题的原因所在。

区分 MMD 与其他心理健康问题

研究表明，几乎所有的心理健康问题在更年期前期都会加重，比如：

✿ 抑郁症。

✿ 焦虑症（包括广泛性焦虑症、创伤后应激障碍和恐慌症）。

✿ 恐惧症。

✿   进食障碍（包括厌食症、贪食症和暴食症）。

✿   上瘾性行为，比如女性常靠喝酒来缓解焦虑、助眠。

✿   强迫症。

重要的是要知道，我们都很重视"心理健康"，而我们的社会也越来越清楚地意识到，我们必须像关注身体健康那样关注我们的心理健康。

对于更年期前期激素变化对自我感觉的影响，你可能已经有了大概的了解。MMD 最常被误诊为抑郁症，正如我们所知，MMD 患者会出现情绪波动。MMD 患者也许会有提不起精神来打扮自己的时候，但不会一直这样意志消沉。而抑郁症患者则不同，他们会连续两周一直情绪低落，每天早上很早就醒来，还有长期暴食或厌食、思维动作变慢、兴趣缺失等问题。

如果你担心自己可能得了抑郁症，医生可能会让你填写一张问卷（见第 246 页）。你可以在就医前提前填好该问卷，并记下自己的得分。

你的心理症状也有可能不是 MMD，而是广泛性焦虑症或抑郁症。有精神病史或生活压力大的人更有可能出现这种情况，比如被解雇或失去亲人让你的更年期前期生活偏离正轨。

当然，诊断结果也有可能是同时患有 MMD 和另外一种心理疾病。恐慌症在更年期前期女性中比较常见，患者在人多的地方会感觉特别害怕，也有患者是在做以前经常做的事情时会感到害怕，比如在高速公路上开车。

有时，可能会有一系列相互矛盾的原因和结果，比如，一个人因为激素水平下降导致工作表现不尽如人意，最后把工作丢了，结果又因此出现了反应性抑郁。因此，有必要分清楚哪些"果"的"因"是生活、哪些"果"的"因"是激素。

生活压力

在更年期前期，尤其是更年期前期早期，在潮热、夜间盗汗等生理症状尚未表现出来的时候，女性往往会把她们的心理问题归咎于工作压力、婚姻危机、父母生病或正处于叛逆期的孩子们。这些事情都很棘手，但要不是更年期前期激素不断变化，一般是可以妥善处理的。比如，你在某天早上醒来后心想"为什么要起床？"，你不想起床并不是因为你的孩子们都去上大学了（即使你真这么想），而是因为这件事发生的时候，你的激素水平不像往日那样稳定了。如果不是更年期前期导致的激素变化，你会觉得更有精力去处理烦琐的日常。

治疗方法与解决方案

解决更年期前期出现的心理健康问题并没有什么妙招。但是，我们有很多应对方法可供选择，具体取决于你是患有 MMD、另一种疾病，还是二者兼有。选择何种治疗方法还取决于症状的严重程度。饮食、锻炼和心理治疗都是非常重要的应对方法，可以和医疗干预同时进行。

饮食

人们情绪低落时更喜欢吃碳水化合物和其他高糖食物，因此要知道会导致你乱吃乱喝的个人诱因。我们要每天按时食用营养丰富的食物，保持食物摄入量，同时维持能量平衡。不吃饭会影响情绪，进一步还会抑制快乐激素的分泌。女性有时会依靠酒精来缓解焦虑情绪或帮助她们入眠，但喝酒带来的快感是短暂的，酒精会延长焦虑和抑郁的周期，使症状恶化，因此要少喝酒（以及咖啡，原因相同）。更多有关通过饮食缓解更年期前期症状的信息，请见第 11 章。

锻炼

你可能会讨厌"锻炼"这个概念，你可以把它理解为"活动身体"，这样比较好接受。锻炼身体不用在雨天坚持跑步，也不用进行 HIIT 训练（如果你喜欢这些活动，那更好），锻炼也可以是听着碧昂丝的歌在厨房里跳舞。锻炼的强度最好要达到在锻炼的时候可以说话，但不能唱歌的程度。这种"中等强度"的锻炼可以促进人体释放内啡肽，而不会让人有疲惫的感觉。更重要的是，有研究表明，十分钟体力活动产生的对健康有利的化学效应能持续数小时。有关锻炼的更多信息，请见第 13 章。

心理治疗

有多种心理疗法能帮助女性治疗 MMD 和其他心理健康问题。进入更年期前期后，适当自省能给自己的人生带来转折。

很多女性都表示，只需给她们自己留点独处的时间，就能创造奇迹，还能让她们跳出长期以来阻碍她们前进的思维模式。对于经历过创伤性事件、更容易出现心理问题的人来说，此时接受治疗（无论之前是否接受过治疗，未曾接受过治疗的效果会更好）真的会有帮助。

下文列出了几种不同疗法，已纳入 NHS 体系的疗法可以通过医生获得，其他可直接私下获取。等待 NHS 治疗的时间可能比你想的要长一些。

心理咨询 / 治疗：与心理咨询师 / 治疗师私下谈论各种问题能帮助患者理解他们为什么会有特殊的感觉，并找到解决这些问题的办法。心理咨询 / 治疗有很多种类型，最常见的是针对抑郁症和焦虑症的认知行为疗法，即心理治疗师同患者一起观察患者的想法和行为，找到解决方式，打破消极思维（见下图）。

情绪释放技术： 情绪释放技术常被称作"拍打疗法"，其使用的是非传统医学实践，原理类似于针灸，即通过拍打身体的不同部位，帮助患者克服他们的恐惧心理。EFT 支持者认为，EFT 能使人体的能量系统达到平衡，治愈心灵上的伤痛。

团体心理治疗： 如果你乐于接受这种疗法，那你在与病魔斗争的路上就不会孤单。

正念疗法： 由于过度使用，"正念疗法"一词已经失去了它原有的意义，沦落到了令人鄙视的地步。但是，它能让生活单调乏味的你镇静下来，减轻你的压力。此外，正念疗法对于四处奔波、分身乏术、需要开启自动驾驶功能的更年期前期女性来说尤其有用。正念疗法，无论是通过正式的冥想技巧还是非正式技巧进行，比如进餐时或处理日常工作

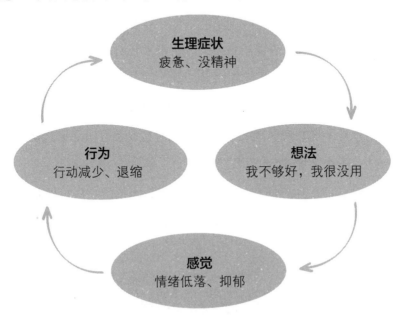

消极心理循环

时专注当下，都能帮助你放慢脚步，集中注意力，发现并处理好自己的所有情绪，包括负面情绪。

如何寻找心理治疗师

想要找到当地经过认证的心理治疗师，可登录英国心理咨询和治疗协会（BACP）网站，输入当地的邮政编码进行查找。英国更年期协会可以提供专门处理更年期问题的心理治疗师。

虚拟社区

社交媒体因其对人们心理健康的影响而饱受诟病，但它也有非常积极的一面，我们能够在社交媒体上找到与自己经历相似的人就是其中之一。有很多脸书（Facebook）群组和 Instagram 账号都开启了关于心理健康的对话。和志同道合的人沟通（其中很多人的分享都要比你想象中坦率得多）有助于减少你的孤立感。

药物治疗

HRT 的一种天然替代疗法就是圣约翰草，这是一种非处方草药。研究显示，圣约翰草能够促进快乐激素中的血清素和去甲肾上腺素的分泌，继而改善轻度至中度的心理健康问题。但是，它会与避孕药、抗癫痫药物相互作用并影响其药效。因此，如有问题，要在服药前向医生咨询。

从低剂量开始接受 HRT 治疗，可防止出现诱发 MMD 的激素水平波动，对"避孕药"敏感的女性也一样。原因就是，HRT 中的雌激素剂量更低，大约相当于人体自然分泌量的 90%，而避孕药中含有人工合成的雌激素。对孕激素敏感的女性，可能需要调整最初的 HRT 处方剂量，直到找到适合她们的剂量。

选择接受 HRT 并不意味着"屈服"——随着更多更年期前期症状显现，从低剂量开始接受治疗并逐渐增加剂量能给患者带来诸多好处。虽说雌激素水平下降给女性带来的伤害最大，但孕激素在我们大脑的神经化学中也扮演着重要角色，尤其是对负责镇静与睡眠的受体的影响。如果你的 MMD 症状中又多了一项性欲减退，你可能会想在 HRT 处方中加入可以增强性欲、激发能量的睾酮（见第 48 页）。这些事情常规的 NHS 全科医生很难做到，如有需要，可要求转介到当地的更年期诊所或另外找一名医生。

其他用于缓解特定问题的药物可与 HRT 同时使用，也可以单独使用。β 受体阻滞剂会减缓心率，可以在恐慌症或焦虑症发作时服用。

另外一种治疗方案就是处方抗抑郁药。选择性血清再吸收抑制剂（SSRIs）是最常见的一类抗抑郁药，其作用是阻止大脑破坏具有稳定情绪作用的快乐激素血清素，防止血清素水平下降。NICE 指南指出，抗抑郁药物不应用作 MMD 的首选疗法。没有禁忌症的患者可以考虑使用 HRT，但也不要忘记调整饮食、锻炼身体和心理治疗。当然，抗抑郁药不应该被排除在外，尤其是在更年期前期发生了重大人生变故时。

贾本的故事

我今年 46 岁，我和我的爱人已经相恋了八年。我一直有经前期综合征，每个月那几天都很情绪化，对此他早就习惯了。工作时，我老是因为鸡毛蒜皮的事发火，还发现工作越来越没有动力，然后有几天我又恢复如常。我发现自己越来越懒得出门，还总是感到疲倦。相比社交，我更喜欢宅在家里看电视。我的爱人终于忍不住当面质问我，说我不再有趣了，事情就是从这里开始出现转机。

我去看了医生，她问了我很多问题，比如我的月经有没有什么变化。我告诉她有变化，而且我的生活过得异常艰难，好像我一直陷在经前期综合征中。我知道抑郁症是什么样子，我曾经得过，而这次的感觉不一样。医生让我做了一些血液检查，然后建议我开始接受 HRT 治疗，好平衡我体内的激素水平。为了爱人，我接受了医生的建议。复诊时，我好得让人不可思议，没想到平衡激素水平有这么大的作用。我想这几年我过得这么痛苦、情绪这么差，而我可怜的爱人却一直忍受着，真感到有些对不住他。

凯瑟琳的故事

我 49 岁那年，我丈夫提议我去寻求医生的帮助，因为他觉得我的情绪影响到了我们的感情。他认为是我的激素使我的情绪发生了变化。可我并不这么认为。我的月经仍然正常，可是我一直情绪低落，我受够了。我们没有了性生活——说实话，我只是不想让他碰我。我不觉得这跟激素有什么关系，我只是厌倦了他，厌倦了我们的婚姻，但是为了他，也为了弄个明白，我决定去检查我的激素水平。我的身体很健康，我会定期锻炼，最近还成了素食主义者，我一直都在做正确的事情，但是在我抛弃这段 25 年的婚姻之前，我觉得有必要搞清楚自己这样到底是不是因为到了更年期前期。我决定尝试接受 2 ～ 3 个月的 HRT 治疗，看看事情会不会不一样。

结果什么都没有变，那就证明我是对的，我的激素变化根本没有影响到我的情绪。尽管如此，平衡激素水平让我明确地做出了一些人生决定。我预约并开始接受心理治疗，然后决定搬出来住，给自己一些空间，好让自己想明白我到底想要什么样的未来。我们还会去做婚姻咨询，目前我不知道会有什么结果，但我要为自己考虑一次。

重大决定

女性喜欢在更年期前期做一些重大的决定（不信的话，可以去看看她们的离婚率）。对于很多女性来说，更年期前期就是催化剂，促使她们结束已经不再适合自己的婚姻。无论是小小的调整还是重大的人生变动，现在都是评估你的婚姻及其未来将走向何处的好时机。尽管如此，我们建议大家一次只处理一件事。多年的积怨不可能瞬间摆平，最明智的办法就是先确保你的激素水平尽量稳定、保持平衡，在此基础上再去决定你的人生是否要做出巨大改变。

如果你正在考虑是否要做出某个改变人生的决定，请先停下来，不要做任何极端的事情。更年期前期的激素变化会使心理健康状况产生波动，同理，它还会使我们对某些问题的看法不断变化，可能一天一个样，也可能一周一个样。你会发现经常会有这种情况出现：有一天你跟着自己的感觉走，本能地做出了某个决定，结果第二天的激素变化就让你的感觉与昨日截然不同。如果你在其中一天采取了行动，以后可能会后悔。

同样的建议也适用于抑郁的女性：行动之前先想办法调整情绪。等情绪稳定之后，至少再过三个月再行动。如果三个月之后想法没有变化，那就说明你的决定是正确的。

妥善处理与他人的关系

更年期前期的经历很难说出口，要是你对更年期的事情似懂非懂，那就更难开口了。即使在状态最好的情况下，处于更年期前期的你可能下一秒就出现了状况，让人捉摸不透。因此，当你体内出现翻天覆地的变化时，你的家人和朋友很可能对你面临的一切毫不知情。

激素波动会让你产生一种与社会脱节的感觉。笔者二人就是如此，早在更年期前期早期，我们就感觉自己陷入了孤立无援的境地，那时我们甚至都没意识到更年期这件事。更年期女性与家人、朋友保持距离的现象很常见，有时候是因为她们觉得其他人不了解自己的情况，更多是因为她们羞于讲出口。

跟女性朋友倾诉

找你觉得会理解你的好朋友谈谈。如果有人不知道你在说什么，或者就是不想听你说，你也不要担心。有些人并不愿意谈论更年期一事，她们觉得谈论此事就等于认输，还会让她们觉得自己老了。还有人则可能是不愿意接受现实，矢口否认罢了，即便在你和别人看来，事情已经很明显了。还有就是有些女性更年期前期什么问题、什么症状也没有，没有办法和你产生共鸣。每个人都有自己的更年期前期节奏，我们必须接受这一点。

更年期前期也许是检验友情的时候。一位女士告诉我们说，她决定不再跟那些不懂得回报的人做朋友。她回忆道："一开始我也觉得愧疚，最后我释然了，现在的我没有任何遗憾。"的确，更年期前期早期会对我们产生深远的影响。很多女性都发现自己更强大、更勇敢、更自在了，而且再也不用委屈自己去忍受别人。经历过几次困难之后，现在的你更擅长看清别人的真面目了，这不就是智慧吗？这是不是雌激素给你带来的好处？谁知道呢，也许是好多因素作用的结果，重要的是，你知道你的"女士宽仁之心"（凯特琳·莫兰的名言）库存不足了。所以，只要是惯犯，比如那些总是迟到、以自我为中心、从不捐款的人，就很可能要坐冷板凳了！

和子女谈论更年期问题

事实上，更年期现在已经纳入了中学阶段的个人、社会与健康教育（PSHE），希望此举代表着青少年能够对"更年期前期"有更好的理解，或者至少知道这个说法。同时，大家也不要隐瞒症状，否则会给你带来不必要的压力。

青少年很可能也在经历他们自己的激素波动期，虽然这会让事情变得更加复杂，但也使我们有了共同点，让我们更容易获得他们的支持。我们对子女要坦诚相待，把问题拆分开来，不要一次把所有的事情都讲给他们听，而是要一点一点地给他们灌输信息。另外，要寻找合适的时机说教，比如坐车的时候就很好。打消孩子们的疑虑，让他们明白更年期是很自然的一件事，可以像笔者那样，把更年期当作大人的反向青春期。可以和他们正在经历的事情做一些对比，找找相似之处。青春期的子女与更年期的母亲可以说是同病相怜：痤疮、情绪波动和自卑可能会突然成为双方讨论的热门话题。鼓励孩子们像你一样关注自己的健康，并把它发展成两个人的共同冒险，这对于增进亲子关系大有裨益。要实事求是，不要心照不宣。谈论这一问题要在你情绪平静的时候进行，不要边吵边讲。如果你有爱人，也可以先和他们讨论一下这个问题。

如果你和很多女性一样，生儿育女比较晚，那么等你进入更年期前期后，孩子们都还小。即使这样，如果你有需要，也要勇敢地去寻求帮助，必要时要让他们知道你的感受。可以用适合孩子年龄的语言跟他们讲，比如，"妈妈今天心情不好"或"妈妈只是需要安静一会儿"。

莎拉的故事

我颓废了好长一段时间。更年期疯狂也罢，中年觉醒也罢，随你怎么说，我只是有一天突然醒来想"我不想就这样度过我的余生"。我的婚姻没有一丝趣味可言，我丈夫总是忽视我的需要，这让我感到窒息和莫名的孤独。我决定我宁愿孤身一人，也不要跟我已经不爱的人在一起凑合生活。事实上，我已经这么做了。现在我自己一个人生活，却是我最不孤独的时候。

让我们以你为中心

现在的你很可能已经习惯了独自一人面对烦琐的日常、承担各种责任，但是你根本没办法一边应付乱了套的激素，一边还要维持生活正常运转。有些事情必须得舍弃，而被舍弃的就是你。你不得不舍弃原来的你，变得自私一点，当然，这只是我们开玩笑的说法，实际上这更像是一种自我保护。有时我们需要提醒自己，在生活中为自己争取一些空间是合情合理的。经常有人说，如果你连自己都照顾不好，还怎么照顾其他人？嗯，我们说得直白点：让其他人都见鬼去吧！我们的观点是，你需要照顾好自己，目的别无其他，纯粹是为了让你能以自己喜欢的方式生活，享受美好时光。

利用更年期前期，活出全新的自我。这个全新的篇章会让你感到迷茫，但是请放手去做，不是为了别人，而是为了自己。这件事说起来容易做起来难。我们给大家的第一准则就是：多说"不"，友好客气但又坚决地说"不"。"抱歉，我去不了。""恐怕这次我得说'不'了。""不好意思，现在不行。"试试看。这样你就不用勉强自己，还能让你节省精力、时间和注意力，而这些正是你当前最需要的。只要你想，等你的激素恢复正常之后，也许你的空闲时间就更多了，谁知道呢！现在，不要害怕在你的字典中加上"不"，而是想说就说。摒弃不再适合我们的固有模式、婚恋关系和行为习惯，是一种彻底的解脱。我们在进化、发展、成长，而这个过程是正常、自然、可理解的。这一说法在很多方面都与我们之前提到的更年期是反向青春期的观点不谋而合。青少年没有"固定"的思维模式，他们给自己设定新的边界时不会犹豫不决。与之类似，更年期前期女性需要打破公认的行为规范，开始多为自己考虑。

写在纸上，现在就写

如果你现在觉得说话太累，可以把想说的话写下来（写日记），这是一种很好的排忧方式。把心里的苦恼转移到纸上，有助于你更好地理解自己的感受。对于大脑不堪重负、思绪混乱的人来说，写日记尤其有用。写日记没有对错之分：这是非常私人的事情。如果你从未写过日记，可以看看下面的建议。

✿ 拿一个本子和一支笔，放在一个固定的地方（我们喜欢放在床头柜上），一是为了提醒自己，二是鼓励我们养成写日记的习惯。

✿ 每天花几分钟到半个小时写点什么。

✿ 不用费心思理清思绪，随心而写即可。

✿ 为自己而写，其他人不会看。

✿ 也可以在本子上涂鸦、画画、列要点、列清单，什么都可以。

✿ 可以选择你喜欢的三件积极的事情或让你心怀感恩的事情作为结尾。

保持与外界的联系

你还可以通过其他渠道讨论更年期前期问题：

✿ 可以和朋友们建一个社群，不必有太多人，也可以邀请朋友的朋友和/或同事加入。

✿ 找一些你感兴趣的网络社区，有很多都是关于更年期前期和更年期的。

✿ 如果相比分享你更喜欢倾听，可以去播客上看看，上面有很多关于这个问题的视频。

本章内容总结

✿ 不要低估心理健康问题：更年期前期的心理问题和生理问题一样普遍、一样严重。

✿ 了解症状：更年期前期的雌激素水平下降会使人产生悲伤、不满和绝望的情绪。

✿ 有时，这类情况可以诊断为更年期情绪障碍（MMD）。

✿ 注意区分MMD和其他心理健康问题，包括抑郁症和焦虑症。

✿ 选择正确的应对方法，包括调整生活方式、心理治疗和药物治疗。千万不要默默忍受。

✿ 和你爱的人沟通：有些人可能并不知道你正在经历什么。要勇敢地告诉他们。

✿ 三思而后行：在做任何重大的人生决定之前，要先让激素水平稳定下来，这样你才能知道你是否真的想做出改变，或者你的激素水平是否影响了你当前的状况。

✿ 写日记：如果你现在不想说话，可以给别人写信，或者把想说的话写在日记里。

✿ 时间很重要，要多为自己争取：要多说"不"。

生　活

第二部分

·····

The
Perimenopause
Solution

第7章
性问题

自爱有很多种形式，性和亲密关系也是其
中一种。要用开放的眼光看待它。

性是当今社会的一个禁忌话题。人们即使面对最亲密的朋友，也不愿开口谈论性；和爱人的性生活出现问题时，宁愿自欺欺人，也不愿想办法去解决。但是，性对我们健康和幸福的重要性不容忽视，因此在本章中，我们将就如何在更年期前期及之后的生活中避开亲密关系的雷区展开讨论。原因很简单，因为性高潮对你的健康有好处！

我们在十几岁或二十多岁的时候，想到四五十岁的人还会做爱就觉得恶心，这对我们来说是件难以想象的事。25年转瞬即逝，现在的我们发现我们也仍然想有性生活，但是我们的性生活远比我们年轻时所想象的微妙和复杂。

有三分之一的女性会在人生的某个阶段出现性欲减退或缺少性冲动的问题，而激素水平下降让这一问题在更年期前期更加常见。你可能会觉得只有自己有这种问题，其实并不是！有些女性确实没有此类烦恼，也没有因此影响到她们的婚姻，但也有人因为性欲减退的长久困扰而痛苦不堪，医学上称之为性欲减退症（HSDD）。

通常情况下，正是因为更年期前期特有的激素变化和生物学变化，才让我们丢失了原来的自己，并导致我们性欲减退。我们变得疲惫、易怒，并为外表的变化而感到不安，还有其他一些生理问题因更年期前期而恶化，比如阴道干涩与不适、性交疼痛等。除此之外，我们还要处理"生活琐事"——家人、朋友、事业、孩子和家庭。由此看来，有51%的女性表示更年期影响了她们的性生活，就一点也不奇怪了。此外，还有40%的女性承认进入更年期后对性生活没有兴趣了，她们是出于"义务"或"怜悯"伴侣才去和对方做爱。

性生活有益于女性健康

"用进退废"这句话绝对适用于我们的阴道：不用就会引发阴道健康问题。医生用"更年期泌尿生殖系统综合征"来描述阴道在更年期前期出现的症状，包括阴道萎缩（缩小）、干涩，甚至变短等。还有一种问题是"阴蒂萎缩"，即阴蒂缩小，阴蒂是女性身体中唯一一个只与性快感有关的器官，对于女性获得性满足来说至关重要。

盆底肌健康也会受到更年期前期激素水平下降的影响（见第155页）。阴道内有"拉扯"感、"下坠"感，都是激素水平下降所致。从外表上看，阴唇、外阴和阴道周围的皮肤也会变皱、干瘪。随着阴道环境的碱性增强，尿路感染和念珠菌阴道炎等真菌感染的风险也会增大。

局部雌激素可以解决阴道的一些生理症状，但仅仅通过多做爱也能缓解症状，还能改善心理健康，增加幸福感。虽然做爱不是真正意义上的"运动"，但它仍能让你大汗淋漓！

性高潮对女性有好处：它能改善女性的身体与精神健康，加速血液循环，增加阴道的血液供应，这有助于促进阴道细胞增殖，此外还能促进阴道润滑，令阴道更加丰满、"有弹性"、变长。性高潮对女性的精神健康也有好处：达到性高潮时，女性的大脑会分泌快乐激素（血清素、多巴胺和去甲肾上腺素）和"爱情激素"催产素，催产素能让女性感到温暖，容光焕发。

自爱有很多种形式，性和亲密关系也是其中一种。我们要用开放的眼光看待它！

性欲低下的原因

导致性欲减退的原因有很多：

✿ 激素变化：雌激素和睾酮减少。

✿ 生理原因：性交疼痛、外阴和阴道萎缩。

✿ 疾病：糖尿病、关节炎、肥胖、神经系统疾病、心血管疾病。

✿ 婚姻出现问题/沟通不畅：很多问题没得到解决，信任问题。

✿ 自卑。

✿ 对自己的身材没有信心。

> ### 治疗方法
>
> ⚙ 阴道干涩会导致性交不适，甚至性交疼痛，这个问题可以通过润滑剂解决，也可以通过HRT、外阴和阴道雌激素乳霜与阴道栓等处方药进行治疗。
>
> ⚙ 阴道激光治疗（见第69页）也能帮助女性改善性欲减退问题。此外，很多女性都表示她们服用睾酮之后，情绪、精力、肌肉力量、体力和性欲都有所提高，这也是NICE指南推荐的性欲减退症治疗方法。

要不要找回你的魔力

引起我们性欲减退的原因有很多，如果我们真正了解我们之所以有这么多性行为的复杂动因，那么这些原因中，很多都可以归结为我们作为女性的身份，以及我们对自己成熟的身体和思想有多自信。因此，要找回你的魔力，首先就要重新爱上自己。想要重拾自信，克服大脑中阻止你认为自己性感的心理障碍并不容易。那么，怎样才能让性感的你回归呢？

重点是，你要自私一点，找回自我，这也许是几十年来你第一次为自己而活。你是谁？你是不是也被别人用"你是别人的谁"（母亲、妻子、女儿、朋友、老板或同事）来定义？

我们特此允许你自私一点，对于大部分时间都在为别人付出、取悦别人的你来说，自私并不容易。希望这能帮你意识到，花点时间做自己喜欢的事，不会影响自己的"好妻子""好妈妈""好员工"形象。

在自己身上花点时间。下面是一些能让你心情变好的小窍门，可以选一两个试着做一下。

✿ 听你最喜欢的音乐。

✿ 骑车，或开车到郊外兜风。

✿ 做美容。

✿ 自己去看场电影。

✿ 去美术馆或博物馆参观。

✿ 写日记。

✿ 收听播客。

✿ 边散步边看书（或者听书），或边泡澡边看书（还是敷面膜的绝佳时机）。

✿ 到花园中或其他地方感受一下大自然的气息。

✿ 不穿内衣——就像是在恶作剧，偶尔淘气一下的感觉十分奇妙，假装不经意地告诉你的伴侣，效果会更好。

✿ 购物治百病，放纵一下你的购物欲。

✿ 试试你之前不敢用的颜色鲜艳的口红。

✿ 给好久没联系过的人打个电话。

✿ 下厨做点美味的蛋糕，或者为下个星期准备一些营养的饭食。

✿ 涂涂画画、写写诗，发挥你的想象力。

✿ 玩拼图游戏，这可是绝好的正念活动。

　　每个人的情况都不一样，因此可以回想一下，有哪些事情曾经"点燃了你的激情"。你喜欢或想尝试什么？要勇敢地做自己。通过做一些小事情，提醒自己你是谁、你来自哪里、你曾经取得了什么成就，让你明白什么能够给你带来快乐。

与伴侣的性生活

无论你是要重拾对床上事还是床下事的信心，与伴侣的沟通都是必不可少的。但是对"性"闭口不谈的人出奇的多，尤其是和长期伴侣之间，她们隐瞒性事并不仅仅是因为不想让伴侣难过或者怕他觉得被拒绝。她们不去解决问题，而是任由自己陷入友情式的爱情，并在这样的关系中感受到短暂的快乐，是的，短暂的快乐。但从长期来看，说出你的感受才是更加健康的爱情模式。把你的感受说出口，就像是打开高压锅的阀门：将所有的焦虑、压力都释放出去。

不计其数的人因为这一问题而分手、离婚，现代生活的压力太大，想要把性放在优先地位太难了：两个人可能白天都忙于工作，只有到了晚上才有交集。即使你们真的见了面，你们也没有真正地与对方相处，没有好好花时间陪伴对方。

花时间和伴侣谈谈你对性生活的感受非常重要——如果你们有一段时间没有性生活了，或者你不在状态，你们不能什么都不说就直接上床。具体怎么沟通主要看个人，我们只是给出一些建议……可以试着在聊天之前做一些放松的事情，减少自己的拘束感。如果你不喜欢眼神接触，可以边散步边说，或边开车边说。有些人更喜欢把想说的话写下来。有一位女士告诉我说，她和她的伴侣紧挨着坐在沙发上，然后把各自是如何处理性僵局的写在手机的备注里。总之，你怎么做有效果就怎么做。

一个很好的开场白就是说说你的更年期前期症状带给你的感受；说你性欲减退以及易怒、敏感、生气和疲倦，都是激素变化的缘故。要把话说清楚："不是因为我不爱你、不在乎你了；我之所以变成这样，是因为我的激素在捣鬼。"在一段关系中，每个人都渴望得到伴侣的认可，每个人都需要感受到伴侣对自己的重视和爱，因此一定要告诉你的伴侣，你不是在拒绝他，这种沟通意义重大。

给伴侣一点时间消化你所说的事情——我说的不只是男性。如果你的伴侣是一位年轻的女士，由于她还没到你现在所处的阶段，会很难理解你正在经历的事情。再说了，你自己也可能才刚刚开始了解你的症状。

聊完的当天，你们不太可能会有性生活，但是跟伴侣说出你的感受，让对方知道你的界限，能帮助你的伴侣明白他们的立场。如果你还没准备好重新开始性生活，可以这样说："我真的想集中精力先让自己恢复到一个更好的状态，所以我需要一些时间。"

之后怎么做，由你们二人共同决定。比如，你们可以决定一个月内不进行插入式性交，而是把更多的精力放在亲吻、拥抱和前戏上。你可以重新认识你的身体，增加自信心。

最重要的是，不要期望事情在一夜之间解决，要多和伴侣沟通，同时多考虑伴侣的感受。你的更年期前期不仅关系到你一个人，它还关系到你的伴侣和你周围的所有人，你也要考虑他们的感受。

你可能没办法独自解决性僵局。这时，你可以咨询性治疗师——让第三人介入，促使你就自己的问题进行沟通，提供可供你尝试的建议等，也能对你有所帮助。

戴夫的故事

我的爱人艾玛第二次被诊断出癌症，目前正在接受化疗，受此打击，她提前进入了更年期前期。为了阻止她的卵巢分泌雌激素，她每个月要注射一次诺雷德激素，这对艾玛来说是双重打击。

昔日疯狂地热恋、甜蜜地做爱、各自在对方臂弯里入睡的我们，很快就陷入疏离、消沉、爱发脾气的状态里。

一开始，我只是觉得心烦，但是很快就愤怒起来。我感到自己被拒绝了，我开始责怪艾玛，自己也开始拒绝她，为此我们经常发生争吵。有时候，我会听到她在卧室里抽泣，我很难过，也很失望，我不想去安慰她。

直到我陪艾玛去医院就诊，我才知道她正在经历着什么，我被深深地震撼了。医生问她治疗的副作用对她影响大不大，然后用同情的眼神看着她说，她因为这些副作用过得很痛苦。听到这些，我愧疚不已。我怎么能这么迟钝？我怎么这么自私？

回家的路上，我一直握着她的手。晚上睡觉的时候，我紧紧地抱着她，告诉她我有多对不起她。在我告诉她我有多爱她之后，她哭了。她说她很迷茫、害怕，怕她会失去我。

我从这里面学到的最重要的一课就是，我应该把自己的感觉放在一边，多问问她有什么需要。她需要的是关心、无条件的爱，还有我的理解、我的安慰。

现在每三个星期，一般是在注射诺雷德之后几天，艾玛都会有情绪。每到这时，我们就咯咯地笑上一阵，给对方一个大大的拥抱，提醒自己，我们将一同度过这一艰难时刻。

本章内容总结

❀ 激素变化会对女性造成双重打击：阴道出现生理变化和丧失性欲。

❀ 性生活对你有好处：没有性生活，确切地说，是没有性高潮，会使你的生理症状恶化，也意味着你无法从性快感带来的情绪高点中受益。

✿ 做一些专属于你的事情，帮助自己重拾自信。请记住，要做让自己心情变好的事情，而不是给自己找事做。

✿ 勇于谈性：请记住，你对性生活的感觉发生变化，是一件很正常的事。把你的感觉告诉你的伴侣，对你们维持健康的长期恋情有益，即使你们没能立即恢复性生活。如有需要，可以考虑去看性治疗师。

第8章

如何拥有好睡眠

健康的更年期前期从好睡眠开始。

　　对很多女性来说，睡眠质量变差是更年期前期来临的第一个信号。人们通常会把睡眠障碍归咎于工作压力或家庭问题，而很少会有女性把失眠和激素问题关联起来。孕激素最为人所知的特点便是具有镇定和促进褪黑激素分泌的作用，因此，孕激素水平下降后，很多女性就会出现各种与失眠相关的问题。很多女性都发现，激素水平回归正常后，她们的睡眠质量也得到了很大改善。除此之外，改善睡眠质量还有很多更加天然的方法，比如让打鼾的伴侣安静下来、调整饮食等。现代女性的生活节奏快、压力大，再加上更年期前期的各种问题，使得睡眠问题很严重，也很普遍。正如你将在本章中看到的一样，它值得我们为之努力。

　　其实，我们这些有过失眠问题的人根本不需要别人来告诉我们严重失眠的危害有多大：失眠会影响情绪、工作表现、注意力，甚至会影响我们的外貌。一个不眠之夜过后,你会感觉一切都变得越发糟糕了。此外,使用电子设备或数字睡眠追踪器的人,因过于担心自己的睡眠质量,反而更容易失眠,这种现象极其普遍,以至于有人专门将其命名为:orthosomnia(恐惧失眠性失眠)。你是不是也曾躺在床上,脑子却很清醒,心想,为什么睡不着? 答案一如既往,失眠是由多种因素导致的:

❀ 孕激素有促进褪黑激素分泌的作用,而褪黑激素能助人入眠并保持睡眠状态。因此,更年期前期孕激素下降会导致睡眠减少。

❀ 雌激素水平下降会引发影响睡眠的症状,尤其是夜间盗汗。

❀ 褪黑激素,即发送睡眠信号的激素,会随着我们年龄的增长而减少。

❀ 焦虑,被日常生活的压力压垮。

❀ 关节疼痛。

❀ 膀胱问题(经常会半夜起来上厕所)。

❀ 甲状腺功能亢进、关节炎和耳鸣等疾病。

❀ 睡眠呼吸暂停。

❀ 酒精(加剧夜间盗汗、焦虑、心悸等问题)。

❀ 被孩子们吵醒。

❀ 生酮饮食/低碳水化合物饮食(碳水化合物有镇定神经系统的作用)。

❀ 伴侣打鼾。

❀ 处方药(β受体阻滞剂和降压药、抗抑郁药、糖皮质激素)。

❀ 烧心。

❀ 不宁腿综合征。

❀ 缺铁。

　　这个清单看起来有点长，但要解决上述问题有很多种办法，我们会为大家提供帮助。

你需要多少睡眠

　　关于人需要多少睡眠，比较常见的说法是每天晚上要睡够八个小时，其实不是每个人都需要睡这么久；有些人睡七个小时就能恢复到很好的状态，也有人可能需要九个小时。还有一点也需要记住，那就是睡眠需求会随着年龄的增长而发生变化，比如，有些女性年纪大点后，睡眠会减少。和其他很多方面的健康问题一样，睡眠问题也是因人而异的，因此，要把注意力放在对自己有效的方法上，不要因为自己没有达到很多研究给出的平均水平而担心。

　　想知道你的睡眠是否充分，最好的办法就是将你一周内的睡眠时间（凭你的感觉确定睡眠时间，不要用睡眠监测工具）和你第二天的感觉记录下来进行分析。你需要闹钟来叫醒你吗？你是否严重依赖咖啡因？醒来后你是否感觉神清气爽？睡眠的质量与时长同等重要。理想的好睡眠是指，每天晚上最多醒一次，躺在床上的时间有85％是在睡眠状态，深度睡眠充分，睡眠不被打扰。这对我们来说很容易，但是不要过分强调确切的数字，否则会适得其反——我们有很多客户对睡眠监测工具统计数据的关注到了病态的地步，抛弃这些工具后，他们的睡眠反而得到了改善。

提高你的睡眠欲望

　　晚上睡个好觉的根本关键在于：白天不断积累你对睡觉的欲望。从每天醒来开始，尽量做一些能增加睡眠需求的事情。这些事情包括：

✿ 多晒晒清晨的日光（有助于调整你的生物钟）。

✿ 锻炼身体。

✿ 保证白天醒着的时间充足。

✿ 呼吸新鲜空气。

妨碍睡眠的因素：

✿ 小睡，尤其是在白天的晚些时候小睡过久。

✿ 周末补觉。

✿ 比平时上床早。

✿ 咖啡喝太多。

✿ 压力（皮质醇）。

晚上环境要暗，白天光线要足

早起之后接触到的第一缕光，决定着我们白天有多清醒以及晚上睡得有多香。醒来之后尽快接触日光，上午尽量多到户外晒太阳，这会决定你接下来 24 小时的睡眠周期。也就是说，接电话时尽量到屋外而不要在屋内，去公园锻炼而不是在健身房，尽量在花园喝早茶，或者至少坐在自然光照良好的窗户旁边。

到了夜晚，一切则需要反着来。褪黑激素是在夜幕降临之后才开始分泌的，它是人体发出的睡眠信号，提醒我们该放松了。令人无奈的是，人体分泌褪黑激素的能力会随着年龄的增长而降低（它还受到雌激素和孕激素的影响，更年期前期激素水平下降使得这一问题越发复杂），因此，我们在提高自身的褪黑激素分泌能力时要万分谨慎。我们可以关掉顶灯，点上蜡烛或者使用光线昏暗的台灯，避开手机、平板电脑等设备发出的蓝光。

医疗手段

睡眠中断是 HRT（见第 4 章）最先改善的症状之一。许多研究一致表明，HRT 能提高睡眠质量，对于有潮热和夜间盗汗等血管舒缩症状的女性尤其有用。

孕激素具有重要的催眠作用，还能增加非快速眼动 3 期睡眠时间。即便你可能因为子宫已经切除而不需要在 HRT 处方药中加入孕激素，你也可能需要服用微粉状孕激素来改善睡眠。

如果你觉得你有睡眠障碍，比如阻塞性睡眠呼吸暂停，即在睡眠过程中喉咙壁变窄，切断正常呼吸的情况，可以向医生或睡眠专家咨询。这种情况在超重或肥胖的女性中更加常见，我们都知道，在人生的这个阶段，女性的体重会逐渐增加。此外，雌激素和孕激素还有维持呼吸道完整性的作用，因此随着激素水平下降，出现睡眠呼吸暂停的情况会越发频繁。

你不改变，就什么也改变不了

多少次有人告诉你，屏幕发出的蓝光会干扰睡眠信号、扰乱睡眠？然而又有多少次，晚上 11 点了你还捧着手机，想着最后再看一篇新闻、最后再刷一次收件箱？很多人都是这么想的。下面，我们将讨论一些有助于睡眠的方法。请用全新的眼光看待下面的 "REST" 策略，即规律（R，

Routine）、环境（E, Environment）、助眠工具（S, Sleep aids）、定时（T, Timing）。选择三四种你愿意实施的方法，从今天晚上开始行动，并坚持最少一个月。

即使你觉得这些方法没有效果，也要坚持下去，坚持到一个月后，再回来多选几种方法。要主动，你不做出改变，就什么也改变不了。

规律

生物钟喜欢规律的生活，因此，要坚持每天按时上床睡觉、按时起床，周末也要按规律作息。需要记住的是，要形成新的生物钟可能需要几周甚至更长时间，因此千万不要半途而废。习惯的养成需要时间，一旦养成，终身受益。

此外，要力争在睡前三小时左右吃完最后一餐。为了维持夜间的血糖平衡（见第116页），你需要找到既不饿也不饱的最佳状态。如果你需要吃夜宵，那就去吃，但要远离高糖食物和饮料。燕麦饼抹花生酱就是很好的夜宵零食。

睡前不要接触兴奋剂——糖、烟、咖啡因和酒精，无论多么诱人。酒精是一种镇静剂，可能会让你打盹儿，但是对快速眼动睡眠（对情绪和记忆力有益）有不好的影响，喝酒后半夜反而更容易醒，导致早上很早就睡不着，醒来也没有精神。酒精还会使人体的核心温度升高（加重夜间盗汗问题）、静息心率变快。

晚上7点之后尽量不要喝太多水，以免半夜起床上厕所。

晚上7点以后，把电子设备调成夜间模式。电子设备发出的蓝光会对大脑形成干扰，让大脑以为现在还是白天，抑制大脑分泌褪黑激素。有一项研究表明，睡前盯着屏幕一小时可使褪黑激素分泌量减少50%、效用持续时间缩短90分钟。

　　白天小睡的时间最多 20 分钟，下午 3 点以后不要小睡。小睡有助于提高短期记忆力和注意力，但正如前文所述，小睡过多会影响夜间睡眠。

　　睡眠专家建议，如果晚上醒来后无法入睡，最好起来做点别的事情：看书就是个不错的选择。不要看手机或其他的电子设备，要把灯光调暗一点。

环境

　　人体需要核心温度降低 1 摄氏度来产生睡意、维持整晚的睡眠状态。因此，最佳卧室温度为 18 摄氏度。冷天要关掉取暖器，热天要开着窗户或吹着电扇睡觉。洗澡也会让人产生睡意，因为洗完澡离开温热的水后，人体温度就会降低。可以在洗澡水中加入泻盐（泻盐又叫硫酸镁，可在网上购买 5/10/20 千克散装泻盐），通过皮肤吸收有镇静作用的镁。

　　晚上把灯光调暗，向大脑传递分泌褪黑激素的信号，即睡眠激素。

　　卧室要保持黑暗：在现有的窗帘上安装遮光窗帘或添加遮光材料。如果做不到，可以戴眼罩睡觉。

　　如果你住的地方有噪声或者你的睡眠比较浅，可以戴上耳塞。耳塞要保持干净，一次性耳塞要定期更换。

　　整理卧室，打造一个宁静的避风港：在安静的房间里，大脑也会比较平静。

　　尽量不要把电子产品带到卧室里去。电子产品会延迟你的入睡时间，甚至诱惑你半夜也要醒来快速看一眼，如果你醒来第一眼看到的是电子产品，往往会让你感到莫名的压力。

伴侣打鼾的解决办法

很难想象还有什么事能比身边躺着一个鼾声如雷的伴侣更让只想睡觉的你心焦了。据我们所知，很多夫妻都是通过分房睡才解决了这个问题。如果分房睡行不通，用胳膊肘捅对方也没用，还有其他办法可用。我们请网上的粉丝分享了他们觉得最好的止鼾窍门。下面几条建议可以试试看：

❀ 让牙医装一个下颌定位器，即一种定制的止鼾牙托。如果这超出了你的预算，可以从网上买个便宜的。到网上搜索"止鼾牙套"即可。

❀ 鼻通器：可以打开鼻腔，保持呼吸通畅。

❀ 止鼾枕：引导打鼾者侧卧睡觉，减少打鼾情况。

❀ CPAP呼吸机：如果上述方法都没有效果，可以试试这种佩戴在鼻子和嘴巴上的CPAP呼吸机，它能将空气压入肺部，促进呼吸。我们有个客户就是靠这种呼吸机挽救了她的婚姻。CPAP呼吸机价格不菲，当然也算不上性感，但是有它就能好好睡上一觉，这就是它最值得花钱的地方。

助眠工具

可重复使用的散热垫：如有夜间盗汗问题，可在床单下面或枕套里放一张散热垫。散热垫本身就有散热效果，在冰箱或冰柜放置几小时后效果更佳。如果夫妻同床睡觉，可以买张单人尺寸的散热垫，避免打扰对方睡觉。

专业床上用品：天然纤维床单和用竹纤维等吸汗面料制作的轻薄睡衣能缓解夜间盗汗问题。但也要注意，很多缓解潮热的服饰品牌都在大肆宣传他们的"纳米技术"，其中大多数都毫无根据，而且这类产品非常昂贵。你可以做的一件事就是，把影响散热的床垫套拿掉，要知道，记忆海绵的一大特点就是会使温度升高。如果你们合用一张床，买两床单人被比合用一床双人被效果更好，自己盖一床被子更容易调节体温。

SAD 光疗灯：这种灯是模仿的自然光，在冬天尤其有效。光疗灯内置唤醒功能，能让你在悠然中开启新的一天，相比刺耳的闹钟要温和许多。

遮光眼镜：如果你一天中的大多数时间是在电脑前度过的，那么下午不妨戴一副琥珀色防蓝光眼镜试试。2009 年的一项随机试验发现，佩戴防蓝光眼镜的人，睡眠质量会有显著改善。

芳香疗法产品：虽然芳香疗法并没有确切的科学依据，但助眠喷雾和精油能帮助你在睡前放松身心。

加重毛毯：加重毛毯能减少你在床上乱动的次数，除此之外，这些毛毯产生的像拥抱一样的重压感据说还有安抚作用，能让人减少焦虑：《职业治疗与心理健康》（*Occupational Therapy and Mental Health*）杂志上的一项研究证实了这一点，该研究发现，在盖着一条 14 千克重的毯子睡觉的成年人中，有 63% 的人表示自己的焦虑有所减轻。这类毛毯价格比较贵，有些品牌会提供 100 天免费试用服务，试用完会全额退款。如果你有夜间盗汗问题，一定要找空气流动性最佳、用透气性材料制作的凉爽毛毯。

专注呼吸

想在睡前或夜间放松身心，可以试试"345"呼吸法：先用鼻子吸气3秒，坚持4秒，再用嘴巴呼气5秒。根据需要可多次重复。长出气有助于镇静神经系统，这种方法不论什么情况，只要感到焦虑紧张时都可以使用，效果非常好。

你还可以到网上搜寻一些正念冥想课程跟着学习，或者购买相关内容的书籍阅读。

定时

睡前不要做太刺激的事情——比如看恐怖片或讨论紧张的话题。理想情况下，运动的时间与上床时间最少要间隔四个小时，运动会提高人体的核心温度，提高皮质醇水平。上述两种情况都不利于入睡。

白天大脑会不停地运转，晚上上床后，白天发生的一幕幕会反复在脑海里上演，这种情况并不奇怪。为了解决这个问题，可以在睡前安排15分钟的"担心时间"。把待办事项列个清单，或者把晚上可能会让你分心的想法或问题写下来。一般情况下，你脑子里不受控制的那些想法在写下来后其实并没有那么可怕。一项初步研究表明，坚持写日记能帮助受试者更快入睡，而另外一项研究表明，睡前写待办事项清单对改善睡眠质量也有好处。可以在床边放一个日记本和一支笔，提醒自己养成坚持写日记的好习惯。

智能手机可不是睡眠的好伙伴。试着强制规定自己晚上9点以后不许看手机，或者做得更彻底，把手机完全排除在卧室之外。如果平时你用手机当闹钟，可以买个闹钟（没有嘀嗒声）或一款SAD光疗灯（见第 109 页）替代。

睡前可以在床上看一些情节舒缓的书，比如情节简单温馨的"睡前故事"系列，非常有助于你的睡眠。

CBT-I

失眠的认知行为疗法 (CBT-I) 是一种基于心理学研究而创造的治疗持续性失眠问题的首选疗法（优于安眠药，安眠药有很多副作用）。可通过医生寻找当地的 CBT-I 执业医师，也可以试试在线课程，从中学习长期认知和睡眠行为技术。很多参加该项目的患者在几周之内，甚至几天内就有好转迹象，证明该项目与心理治疗师的面对面治疗一样有效。

通过饮食改善睡眠

没有什么神奇的食物能把你送到世外桃源，但含有色氨酸的食物能为你带来一夜安眠。色氨酸是一种氨基酸，有助于刺激血清素和具有催眠作用的褪黑激素分泌，据说，人们享用完圣诞火鸡晚餐后在沙发上倒头就睡就是色氨酸的功劳。

含有色氨酸的食物包括：

❀ 鸡肉

❀ 火鸡肉

❀ 三文鱼

❀ 金枪鱼罐头

✿ 豆腐

✿ 鸡蛋

✿ 牛奶

✿ 希腊酸奶

✿ 干果

✿ 鹰嘴豆

✿ 香蕉

✿ 燕麦

✿ 西蓝花

为了提高此类食物使人产生睡意的效用，可在睡前同时吃一些含有色氨酸的蛋白质和碳水化合物，这类最佳食物组合有希腊酸奶与香蕉、苹果与杏仁或金枪鱼与西蓝花和鹰嘴豆。

要注意 B 族维生素的摄入量，尤其是维生素 B_6（鸡肉、火鸡肉、花生、燕麦、香蕉、牛奶和强化谷物中均含有维生素 B_6）和维生素 B_{12}（主要存在于动物制品中，如猪肉、鱼肉和奶制品）。这些维生素和镁元素（绿叶蔬菜中含镁，如菠菜和甘蓝）相结合有助于提高 GABA 水平（GABA 即 Y- 氨基丁酸，是一种神经递质，有镇静作用），还能用于治疗 PMS 和情绪低落问题。

我们仅从日常饮食中就可以摄取人体所需的全部维生素 B_6。如果你担心自己营养不良，想要补充维生素 B_6，要先咨询保健医师，否则大剂量（100 毫克以上）或长期服用（一年以上）会导致手臂和腿部周围神经产生永久性病变。有趣的是，你可能会发现，服用维生素 B_6 后，你做的梦更生动了，梦里发生的事情醒来后也更容易回忆起来。标准情况下，纯素食者或普通素食主义者应每天补充 30 微克维生素 B_{12}（更多详情和剂量信息，请见第 217 页)。

咖啡因

腺苷是向人体传递犯困信号的物质，在一天当中会自然地慢慢积累。咖啡因会阻断腺苷，因此，每到下午 2 点～ 4 点开始犯困的时候，很多人就依靠咖啡来保持清醒。受遗传的影响，咖啡因对人的作用不一而同，总的来说，每天咖啡因的摄入量以不超过 400 毫克为宜。

咖啡因的半衰期为 6 小时 (或更长)，四分之一衰期为 12 小时，也就是说，如果中午喝一杯咖啡，到午夜时你的血管中仍会残留有四分之一的咖啡因。说白了，如果你有失眠问题，早饭之后最好就不要喝咖啡了。这样坚持四个星期，看看是否有效果。请记住，咖啡因不仅存在于茶和咖啡中 (见下页方框中内容)，也要注意其他来源，尤其是在你对咖啡因比较敏感的情况下。

如果你一到下午就萎靡不振，与其靠双份浓缩咖啡提神，不如起身到外面走走，这样也能把你从昏昏欲睡中唤醒，效果非常好。

每天晚些时候，很多女性都会用"安神助眠茶"来放松身心，即缬草根、西番莲、薰衣草、香蜂草和洋甘菊之类的茶，但是这类茶尽量不要在晚上 7 点之后喝。

咖啡因来源

利用下表计算每天的咖啡因摄入量。

	咖啡因平均含量(毫克)
现煮咖啡 (240毫升)	135
速溶咖啡 (240毫升)	95
低因咖啡 (240毫升)	5
浓缩咖啡 (60毫升)	80
拿铁/卡布奇诺/ 玛奇朵咖啡 (240毫升)	80
红茶(240毫升)	50
绿茶(240毫升)	45
黑巧克力70% (50克)	10
可乐 (330毫升)	40
功能饮料(500毫升)	160
感冒药	每剂含25～50毫克（以标签为准）

补充剂

购买维生素补充剂前，建议先落实保证睡眠的其他基础措施。调整生活方式比药物带来的效果更好，而后者并不是人们想要的速效疗法。我们经常看到诊所里的女患者疲惫地躺在地板上，咔嚓咔嚓地吃着药，却坚决不肯戒掉自己的酒瘾，这种场景令人触目惊心。虽说如此，如果你想，也可以选择下面几种补充剂来帮助改善睡眠。说真的，还是要先解决酒精和咖啡上瘾问题！

褪黑激素：和美国不一样，褪黑激素在英国的柜台上买不到（有些人去度假时会储备一些），但是可以让医生开处方。并没有大量的证据能够表明褪黑激素补充剂与长期的良好睡眠有关。对多数人来说，补充剂只能暂时缓解时差反应，这个问题最好还是去咨询医生。

L- 茶氨酸：有证据表明，L- 茶氨酸能够改善焦虑症患者的睡眠质量。有项研究让受试者每天服用450～900毫克茶氨酸，并连续服用八周。

甘氨酸：甘氨酸在人体中扮演着多种角色，其中之一便是合成具有镇静大脑作用的血清素和褪黑激素。有证据表明，甘氨酸能使人更快入眠并提高睡眠质量。可在睡前服用3克。服用前要咨询专家，检测神经递质水平。

镁：据估计，每10名英国女性中就有7名缺镁。缺镁会影响睡眠，引发一系列的更年期前期相关症状，包括焦虑症、心悸、不宁腿综合征和疲劳。镁是通过支持GABA（具有镇静作用的神经递质）、减少谷氨酸（具有刺激大脑的作用）和减少压力激素皮质醇来发挥作用。开始时，可以先在睡前一小时服用300毫克甘氨酸镁，该药结合了甘氨酸的镇静作用。后续可根据需要逐渐加量，但要提前咨询专家。

牛磺酸：牛磺酸通过抑制GABA受体活动发挥作用。有趣的是，一些功能饮料中经常会添加牛磺酸，用于抵消咖啡因的兴奋作用。用于治疗失眠的剂量是每次睡前服用3克。

蒙莫朗西酸樱桃汁（或酸樱桃汁）：这种果汁中含有色氨酸和褪黑激素，常被吹捧为有助眠功效，但是该说法缺乏有力的研究支持。如果你想自己尝试一下，可以买些无糖的酸樱桃汁，每晚饮用300～400毫升。

为什么糖和睡眠水火不容？

　　高速运转的一天终于结束了，为了放松一下，你一边看电视，一边喝着红酒，或者吃上一块巧克力。喝酒或吃了巧克力之后，你的血糖水平会升高，但凡事有起必有落，3～4小时后血糖水平会陡然降低。你的身体感知到了这一变化并做出反应，释放出大量皮质醇，使你醒来（它可不是无缘无故地被称为格斗－逃跑反应）。醒来时你的心怦怦直跳，一股焦虑和压力占满了你的心房。皮质醇应激反应会引发潮热和心悸。你躺在床上，汗流浃背，却对眼前发生的一切束手无策，你不知道到底出了什么问题。你起身下了床，换掉睡衣，也许还要换掉床单。再回到床上时，你的脑子还是一团糟，根本没办法再睡着。最后终于迷迷糊糊睡去，但只睡了一个小时就被闹钟叫醒。你拖着疲惫的身体下了床，浑浑噩噩地度过了接下来的12小时。晚上回到家，你感觉心力交瘁。为了打起精神来，你又喝了几杯红酒、吃了一些巧克力、看了一会儿电视剧……

　　血糖调节对于良好的睡眠质量起着至关重要的作用。人体会反复进行血糖调节，既是为了缓解症状，也是为了长期健康。（关于控制血糖水平的方法策略，请见第136页。）

本章内容总结

✿　睡眠有助于修复人体的各个系统。睡眠就像是一种夜用药膏，帮助人体的各个器官成长、增强、放松、修复和复原。

✿　制定常规放松活动，尽量每晚坚持，这对于维持正常作息尤其重要。坚持做常规放松活动，即使前一个晚上没有睡好也要坚持，周末也不例外。

✿ 每天早起第一件事就是晒晒太阳，这样有助于形成生物钟，晚上要把灯光调暗，促进人体分泌褪黑激素。

✿ 如果有睡眠问题，早饭过后就不要再喝咖啡。

✿ 严格做好睡眠卫生：睡前不看手机，不接触令人兴奋的物品，洗个热水澡，卧室保持黑暗凉爽。

✿ 每天晚上吃一些含有色氨酸的食物。

✿ 努力维持血糖水平稳定。维持血糖稳定在一天当中都很重要，而在晚上尤其重要。

第9章
妥善解决工作问题

不要低估工作对自我意识的影响力。工作出现问题时，与其辞职，不如提出要求，改善自己的工作处境。

众所周知，结婚生子会对女性的职业生涯产生负面影响。但是，关于更年期前期及其症状对女性职业生涯的负面影响鲜有人讨论。在本章中，我们将探讨如何应对记忆力衰退、如何寻求帮助，甚至在工作场所中制定更年期制度等各种问题。

现在已经是 21 世纪，但是要想解决工作中的男女不平等现象仍有很长的路要走，这着实令人惊讶。根据英国国家统计办公室（ONS）发布的数据，英国全职和兼职的男女薪酬差异为 18.4%；英国的劳动人口中有 47% 为女性——是的，几乎占全英国劳动人口的一半——然而，男女薪酬差异如此之高。考虑到处于更年期年龄段的女性有 70% ～ 80% 都在工作，而且这一数字还在增长，在工作场所中多多考虑女性的需求显得越发重要。女性是一股不可忽视的经济力量！

在 45 ~ 55 岁的女性中，近一半人在更年期期间都出现了工作难以应付的问题，因此，是时候认真对待女性的健康问题了。

瓦妮莎的故事

44 岁时，我发现自己的月经开始断断续续。这个问题我还能应付，但是我脑子里发生的事有点棘手。平日的头脑灵敏不复存在，取而代之的是一片混沌、糊里糊涂，让我根本没办法清晰地思考。

那时，我在一家杂志社做一份我很喜欢的工作，手下有一群年轻聪明的女生在我身后追赶我，我觉得有点跟不上她们的脚步。

很快我就失去了信心，犯的错也比往常多得多，更糟的是，我晚上经常睡不好，导致我脾气暴躁易怒。我想知道自己是不是也成了那些脾气暴躁的"中年"女性中的一员。

在这些症状中挣扎三年后，我决定暂停我的事业。之所以做出这个决定是源于我做了一次糟糕的工作汇报。汇报时，我说话老是卡壳，感觉我就像是在疯狂地划水好让自己别被淹死。汇报结束后，我谎称是因为自己头痛所以才表现这么差，但是我知道我不能再继续了，我不想一直处于这样的压力中。失去经济来源给我家的财务状况造成了压力，也意味着我失去了经济独立，但我觉得我别无选择。

三年后，我以自由职业者的身份又回到了这家杂志社工作。我的上司是几年前由我培训过的一位女员工。这让我感到难堪，也让我感到自己很失败。现在我正在接受 HRT 治疗，并彻底改变了我的生活方式：我不再喝那么多酒，饮食也更加健康，我为自己感到骄傲。我又成了以前那个敏锐自信的女人，我会情不自禁地想：如果这一切发生在五年前，现在的我可能还在做原来我爱的那份工作，并且事业蒸蒸日上。不过，我现在有信心去申请更高的职位，也很享受自由职业者身份给我带来的自由，我相信自己能够争取到更多的工作。

如果不是那些严重的症状，瓦妮莎现在可能还在从事那份给她带来很多欢乐和自我价值的工作，甚至她的事业可能又上了一层楼，但是更年期前期的各种问题夺走了她对工作的信心，把她逼到无路可走、只有辞职的地步。即便是专业的医学人士也有可能会忽略自身的症状，就这样带着病痛艰苦前行。

普利亚的故事

我已经当了 20 年医生。5 年前，我是全科诊所的一名合伙人，那时的我就开始感觉自己无法胜任这份工作。我做事一直干练果断，工作效率很高，我也为自己处于事业巅峰感到骄傲，但还没等我发现自己到了更年期前期，我就开始犯各种小错，比如发邮件时写错了预约日期。后来再发邮件，我只能读了一遍又一遍，反复确认无误后才敢点击"发送"。

我的睡眠大不如前，这让我感到身心俱疲。我还第一次感到了焦虑，起初我以为这是因为刚刚失去了我的妈妈。虽然我一直饱受经前期综合征折磨，但是我从未想过当时发生的一切会与激素有关。我是个实干家，每天的工作就是处理各种问题，而目标就是成功——我从不找借口。最后我终于恍然大悟，我试着跟诊所的其他合伙人讨论我的问题。现在的企业都必须制定生育制度，因此我们都知道怀孕后会面临什么样的处境，但在对更年期前期的了解上，由于他们都没经历过，所以对这方面还知之甚少。

我试着向他们解释更年期前期是什么以及它对女性、对我有什么影响，但是我说得可能太过委婉了，毕竟，医生和患者并没有什么区别，私人问题我也不太好意思细讲。我只能吃力地坚持工作，作为一名全科医生，在 NHS 体系内工作的要求非常高，每天要看的患者多达 30 名甚至更多。我感觉自己筋疲力尽。

在 NHS 体系内工作了 25 年，我知道自己要是再熬下去只会垮掉，只会失去同情心、不断犯错，甚至迷失自己。因此我辞职了。这是一种自我保护，我需要夺回控制权。

我发现短时间的剧烈运动能够缓解我的焦虑，剧烈运动 20 分钟后，我的头脑会更加清晰，晚上也能睡得更好。我还注意到我的饮食——我女儿是一名素食主义者，因此我决定自己也要做素食者，多吃植物性食物确实帮到了我。我的腹胀、消化不良问题减轻了，肚子也变得舒服了许多。我参加了更多的社交活动，并从中获得了很多快乐。我还从我的全科医生那里寻求帮助，这位医生非常善解人意。根据我的病史，我知道激素平衡对于发挥正常身体机能、健康发展而言至关重要。因此，我开始接受 HRT 治疗，现在的我又充满了动力和干劲。我有信心独自创办属于自己的诊所，现在我是一名私人全科医生。我觉得已经找回了自我。

对工作能力的怀疑

我们认为，冒名顶替综合征（Impostor Syndrome，是指那些成功人士中有一部分人总觉得自己的成功不是理所应得的）主要影响年轻女性或青少年女性，但也会严重影响更年期前期女性。激素变化会使能力过硬、经验丰富的 40 ～ 60 岁女性产生类似的自我怀疑。

怀疑自己的工作能力是更年期前期一种非常常见的现象。在最近一项关于更年期对职场女性影响的调查中，超过一半的调查对象都表示更年期症状影响到了她们的工作，有四分之一的调查对象表示曾考虑过辞职。英国 50 岁以上的职业女性有 350 万，而年龄介于 45 ～ 50 岁之间的职业女性更多。这些足以表明，受到更年期影响的女性人数不是个小数目。

坚持工作

你的经济状况也许意味着你别无选择，只能坚持工作。即便你有足够的经济能力支持你做出选择，最好也要坚持工作，继续追求工作机会，这样能给你带来无穷的好处。我们不是说，你不想工作也得坚持工作，而是说如果你想工作但觉得自己因为激素的问题而无法坚持时，可以去寻求帮助。请记住，你的激素问题是可以治疗的，工作一旦辞掉，可能就再也回不去了。

财务稳定性与经济独立性

如果你的家庭财务中也有你的一份贡献，那么如果你辞去工作，你家的整体经济状况将会受到影响，如若你是家里的顶梁柱或者全家都靠你一个人赚钱，那么辞职基本是不可能的，你想辞也不能辞。

不管是什么情况，维持经济保障都是女性不要辞职的一个重要原因。有的女性虽然没有辞职，但是正在考虑后退一步，去做兼职或不去争取升职，想想这样会给你的财务稳定性带来什么影响。我们所说的不只是你的薪水，你的养老金、退休计划也会产生连锁反应，你还会失去你可能拥有的其他福利（比如医保计划或儿童保育计划）。

个人认同感

大家都知道，辞职影响到的并不仅仅是银行存款。多项研究表明，工作让我们的生活有了意义，是我们自我认同感的重要组成部分，这使得工作在女性生活多变的过渡时期显得尤为宝贵。如果你有孩子而他们都已长大离家，你可能还会有空巢综合征，你会不断质疑自己的工作、自己的价值，不知道生活的意义在哪里。这时，你通常会开始反思并重新评估你的人生——放弃你的职业生涯是正确的行为吗？是不是该改变一下或者开始实施那个拖延已久的计划？有些人可能会称之为中年危机，而我们通常把它看作中年的重新评估。

当然，一个工作头衔代表不了我们，但是我们低估了工作对自我意识的影响。除此之外，工作还给了我们地位、激励和归属感。同事是我们生活中重要的社交圈，你的社交面越广，你的生活也就越丰富。暂停事业会让你跟不上你的直接社交网络和间接社交网络的步调。很多离职后又想重新加入同一行业的女性，往往会发现自己很难重建这些社交关系。

日常工作与生活框架

最后一点，工作为我们提供了规划生活的一个框架。研究一再表明，坚持日常工作对我们的身心健康有诸多好处，它是我们进行日常规划的重要框架。有工作的人会明白这一点。工作给了我们框架、动力和界限，所有这些对我们的整体生活都有积极的影响。

长远考虑

如今，45 岁以上的女性是职场中增长最快的人群，我们还要一直工作到 68 岁。如果女性因为更年期前期问题而辞去工作，那就意味着她们的工作时间要折损 23 年，而这几乎相当于她们职业生涯的一半。但是，解决如此普遍的更年期前期问题，不只是女性一个人的事，也是雇主、国家与社会的事。牛津经济研究院（Oxford Economics）发布的一项报告显示，在英国，招聘新员工替换一名离职员工的平均成本是 3 万英镑（约 24 万人民币，截至 2014 年）。

女性是杰出的领导，工作表现出色，是其所在企业的宝贵资产，因此，我们需要有人支持我们把工作做到最好，而不是被人排挤。此外，每位女性员工的离开都标志着公司违背了其多元化与包容性承诺。每个在职场中打拼到 45 岁的女性都要克服很多困难——性骚扰、性别歧视以及男女薪酬差异；如果她是一位母亲，说明她已经度过了产假，成了一名在职家长。失去一名能够克服这些困难的员工所带来的影响不应被低估。

高收入女性在更年期前期离职会对经济造成巨大影响。在女性占人口总数一半的当今世界，仅有不到 10% 的公司是由女性掌舵。很多大型企业都有性别配额制度，比如，到 2030 年在高级领导层中实现性别平等，除非他们支持更年期前期女性，解决我们在本章中谈及的问题，否则一切都是空谈。

如何应对

现在，我们来给出一些解决方案。如何在工作中应对更年期前期症状取决于具体的工作类型。无论你是坐办公室还是直接面对顾客，也无论你是下属、经理还是领导，你最难应付的症状大概就是疲劳。当你饱受睡眠不足之苦时，你会感到筋疲力尽，最后只能打起精神勉强支撑着继续工作。如果你做的是体力活，比如零售业、诊所、酒店或服务行业的工作，这种疲劳可以说是身心俱疲。

我们的职位越高，所要承担的责任也就越大，在记忆力、灵敏度和注意力大幅下降时，情况也就越难应对。这会令我们丧失信心，就连发邮件这样简单的工作也总是担心自己做不好。

女性的职位越高，疑虑也就越多，比如"我能胜任这个工作吗？""这个项目我能按时完成吗？"等等，而这种疑虑越多，她就越不相信自己的能力。这时，女性就开始认为"这个工作适合年轻女性"，全然忘了自己已有 25 年的工作经验，专业知识丰富。当然，你可能需要考虑一下由谁来接任自己，但你不需要退出。你的症状不会一直这样，但是离开你喜欢的工作有可能给你带来永久的影响。

好消息是，你和你的雇主可以做很多事情，让你在保住工作的同时更加轻松地度过更年期前期。

雇主能做些什么

笔者二人一起帮助顾资银行（Coutts Bank）、埃森哲公司（Accenture）、西敏寺银行（NatWest Bank）和英国广播公司第四台等企业建立了应对更年期制度，所以我们知道，雇主可以通过很多方式帮助更年期前期女性员工更加轻松地完成工作。即使你的雇主没有此类制度（如果情况确实如此，可以建议他们制定一个），他们还可以采取很多措施：

重新评估制服制度： 如果你每半个小时就出现一次潮热，而身上的衣服又黏又不舒服，这会让你感到窒息和压抑，加重潮热的不良影响。更年期前期女性需要穿着用透气布料制作的制服，这对她们有好处。

设置静心室： 指定一些房间或区域供刚经历过潮热的女性员工坐下来休息透透气，或者让焦虑或恐慌的女员工来此平静一下心绪。请注意：除了安静外，这类空间还应当保持凉爽！

饮水机： 有现成的饮用水供应能帮到很多员工（比如孕妇），且对更年期前期女性尤其有用。

关注女性的职业健康： 虽然很多公司和企业都给他们的员工提供私人医疗保险，但其中似乎并不包括"更年期"护理。雇主应像对待产妇一样制定具体的更年期制度和护理措施。比如，可以为女性员工提供压力管理课程、心理咨询和锻炼课程等。

指定更年期卫士： 我们都是更年期卫士。工作中的更年期卫士是指自愿奉献时间充当倾诉对象的人，受到更年期前期影响出现问题的女员工可在需要时随时找他们探讨。

接受弹性工作： 在某些工作，尤其是倒班制工作中，弹性工作几乎是不可能的，而可以实施弹性工作的职业对更年期前期女性来说意义重大（好吧，是对所有女性和所有男性都意义重大，这是大实话）。弹性工作可以是轮班、压缩工时（花更少的天数完成合同工时）、弹性工时（更适合自己安排的工作时间，通常都有具体的"核心工时"，比如上午11点至下午3点）、在家办公或错峰上下班，不同的方法适用于不同的女性。如果你是雇主，请接纳这些建议；如果你是员工，要勇于向雇主提要求。

你能做些什么

和别人谈谈：如果你不愿意和上司谈你的更年期前期问题，可以找和自己情况类似的女性朋友，跟她们诉说；如果你有兴趣，也可以建一个这方面的圈子。同样，找一位已经度过更年期前期的良师益友（在不在同一家公司都可以，最好在同一个行业），听取她的指导建议，会让你受益良多。总之，关键是要想方设法减少自己的孤立感。

主动提要求：跟雇主讨论更年期前期问题的不适程度堪比根管治疗，尤其是在你的上司包容性不是很强或者他们自己没有相同经历的情况下。你的上司手握大权，可以直接影响你的更年期前期经历，除非你主动提出，否则你不能埋怨雇主没有考虑你的具体需求。你可以提一些具体的问题，比如，"我们公司有更年期政策吗？""人力资源部能给我提供什么样的支持？"从实用角度出发，可以问问："公司有台扇吗？有饮水机吗？""我能灵活安排工作吗？"

药物：无论你身处哪个行业、担任何种职位或资历几何，你都可以通过量身定制的 HRT 处方药治疗方案（见第 45 页）缓解工作时难以应付的诸多症状。你也许仍然会时不时地感到虚弱；接受 HRT 治疗并不意味着就能药到病除，但它能让你更加轻松地应付各种问题，减轻你的压力和焦虑。

成为自由职业者

笔者二人都曾在更年期前期时经营过自己的公司。我们遇到过很多更年期前期女性经历的经典场景：照顾年迈的父母、面对十几岁的孩子、感情破裂、离婚和共同抚养子女。有时这些事会让你的生活成为焦点，我们都认为这是重新评估自己到底想从工作中获得什么的好时机。开始新的事业并不容易，但是为自己做点什么，无论做什么都可以，能让我们感到解脱。此外，在人生的这一阶段，你不必再去取悦他人，也不用在乎别人的想法，你可以省去很多废话，全力以赴地应对更年期前期！机不可失，时不再来。即便没有成功，你又能有什么损失呢？

相关法律规定

法律保护所有因更年期前期而受到歧视的女性。英国 2010 年颁布的《平等法》（*Equality Act*）共有三个章节涉及了更年期问题：年龄、性别和残疾人歧视。1974 年颁布的《工作健康与安全法》（*Health and Safety at Work Act*）也有相关规定。违反此类规定的雇主将受到法律制裁。更年期女性就业歧视第一案于 2012 年开庭审判，此后有多个因更年期症状而遭受歧视的女性工作者在庭审中胜诉。很多人并不想走这条路，但是我们希望大家知道，到了万不得已的时候，可以通过诉诸法律解决问题。

如果你觉得自己的症状影响了工作，可以用写日记的形式把更年期前期对工作的具体影响写下来，坚持记录两三个月，其间主要关注两件事：一是你觉得激素水平对你的工作表现有何影响，二是你的公司对此有何反应。从这两点入手去看待问题有重要意义，事后回想起来，我们也许会发现自己其实有些过于敏感了，实际情况并没有我们想象的那么糟糕。此外还有一点非常重要：如果你想走诉讼这条路，你的律师会需要这些记录。

未来职场

从很多方面来说，我们都对未来职场持乐观态度，尤其是女性职场的未来。各个公司会慢慢但肯定会意识到，员工能否做好工作，不需要靠每天朝九晚五准点打卡来证明。凡是能促使雇主接纳弹性工作的事，对更年期前期女性来说都是好事，但我们必须慎之又慎。时下经济的不稳定导致她们更容易失业，还要承担大部分的家庭教育工作和家务。这就是说，我们希望，对灵活工作的开放态度，是指从长期角度出发，改善女性的工作环境。

然而，无论这个世界有何希望，对于现在就濒临崩溃的你而言也帮不到丝毫。现在请回想一下第6章的内容，我们在其中提到了不要在激素水平回归稳定之前做任何重大决定（比如辞去工作或关闭公司）。我们提醒大家注意这一点，是希望大家如果还未尽己所能，就不要轻易认输。如果你想马上辞职，请先停下来想想：你是否努力去平衡你的激素了？你和你的老板谈过让他们多理解你、采取点措施让你工作更舒服吗？你有可以倾诉的同事或朋友吗？如果还没做过这些补救工作，一定不要做出任何重大决定；一时头脑发热做出的决定会让你失去保障和自由，以后的你也许会为此后悔。

本章内容总结

✿ 你不是一个人：有四分之一的女性因为更年期前期症状而考虑放弃工作。

✿ 想想坚持工作对你有什么好处：经济保障、经济独立、个人认同感和生活框架。

✿ 寻找应对方法：你的老板可以做很多事情来帮助你，你也可以做很多事情来帮助自己。

✿ 法律是站在你这边的：不要觉得被歧视只能忍受。

✿ 心怀希望：现在的雇主对灵活工作的态度比以往都要开放，这能使更年期前期女性的生活更轻松。

饮　食

第三部分

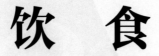

第10章
营养：打基础

人生已然不易，饮食无须苛求。

食物是保证身心健康的物质基础。它为我们提供了一天的能量所需，只有吃好才能头脑清晰、远离疾病。多亏那些将食物与人体健康联系起来的科学研究，我们才意识到饮食的重要性。但是，能将食物与女性健康联系起来的人极少。在本章中，我们将探讨为何补充营养——而不是剥夺营养——对更年期前期如此重要。我们会为大家介绍维持最佳激素水平的七大核心营养原则，告诉大家为什么抗炎饮食能够将乳腺癌风险降低一半，以及如何选择日常饮食来调节激素水平、保护心脏、提高精力、改善情绪，减少对不健康食物的依赖。

我们将介绍一日三餐中均应含有的三大营养素——蛋白质、碳水化合物和脂肪，分析纤维的重要性，根据英国政府的指南，大部分人的膳食纤维摄入量都需要加倍。最重要的是，我们将会告诉大家，虽然食物对更年期前期女性非常重要，但它并不复杂。大家都很忙，幸好，人生虽不易，饮食却不必苛求。

含混不清的报道

如果我们能更加珍视食物的力量，就不会任由食物跌出我们的优先事项名单，但是不受控制的激素和繁忙的生活挡住了我们想要吃好的去路。含混不清的媒体报道往往会混淆视听，徒留我们被无数个问号淹没：生酮饮食好还是原始饮食好？要冰沙还是要果汁？超级食物还存在吗？禁食是怎么回事？

积极补充营养

对于已经感受到更年期前期影响的女性，吃什么、何时吃、怎样吃这么简单的问题也会令她们不知所措，经常会有客户抱怨，面对铺天盖地的饮食信息，她们根本没有时间筛选。的确，营养学现在变得太过复杂，随着社交媒体的兴起，很多时候人们考虑的都是不该吃什么，而不是该吃什么。

我们先来厘清这个问题。更年期前期，亦即女性身体经历重大变化的时刻，不是限制饮食、剥夺营养的时候。此时的身体已经不同往日，惩罚你的身体并让它屈服，对你没有任何好处。相反，这时我们应该积极补充营养——滋养自己，吃些好东西，在饮食和生活方式上做些小小的改变，慢慢地养成习惯。这是补充营养而非剥夺营养的时刻，是均衡营养而非限制营养的时刻。要补充营养？是的。有益健康？百分之百。在此过程中，要始终坚持实事求是。

要事实，不要流行

更年期前期令人迷惑的本质意味着女性很容易被流行饮食和网红炒作所吸引。营养学的世界不是非黑即白，这是一门非常年轻的学科，很多事情都还在摸索之中。有关营养学的研究不断涌现，人们会不断有新的发现，不断重新评估先前的理论。因此，选择你寻求建议的信息来源时既要思想开放又要谨慎小心。要想获得最新且有据可依的营养信息，健康教练、私人教练和电视明星可不是可靠的信息来源，除非他们已经获得相关认证。

更年期前期最佳饮食的七大核心原则

营养是非常个性化的，适合某个人的营养方案可能并不适合其他人。文化、遗传、背景和财务制约都是需要考虑的因素。为此，要真正摸清你的身体和你的需求。你不必遵循任何一种饮食之道，也根本没必要去看标签。你只需选择对你有效的：每个人都是独一无二的，从基因到工作、活动量，再到味蕾，全都因人而异。但是，有些基本原则普遍适用于所有人。

1. 平衡血糖

血糖水平不稳定会使人感到疲惫、焦虑、情绪化、易怒、头晕和健忘，更不用说会让人长胖、嗜吃碳水化合物了。血糖水平是指人体血液中的糖含量，健康人的血糖水平应维持在一定范围之内。血糖水平升高或降低至最佳范围外时，内分泌（激素）系统会警铃大作，然后把所有的注意力都放在稳定血糖水平上。换言之，此时的内分泌系统没有精力去调节雌激素、孕激素和睾酮水平，由此可能会导致性欲低下、PMS 症状、痤疮、腹部肥胖和食欲增加问题，这些都是更年期前期女性的常见问题。

过山车效应： 人体知道要不惜一切代价抑制血糖升高，因此会分泌胰岛素，把血液循环中的葡萄糖转运到肌肉和肝脏中储存起来以备未来所需。这两个储存罐存满之后，胰岛素会将葡萄糖送到脂肪细胞中。胰岛素的血糖清除活动有时候会过于活跃，导致血糖水平低于基线水平。此时（通常是饭后几小时），你会特别想吃东西。这就是人体试图紧急补充能量的基本方式。

波动： 稳定血糖水平的关键是避免血糖水平过高或过低。血糖水平长期偏高会增加肥胖、2 型糖尿病、痴呆和心脏病的患病风险，而偏低则会使人感到焦虑、饥饿、颤抖和出冷汗，还会引发心悸和头痛。除此之外，血糖水平偏低还会促使人体分泌皮质醇，因为人体认为这种情况属于高度

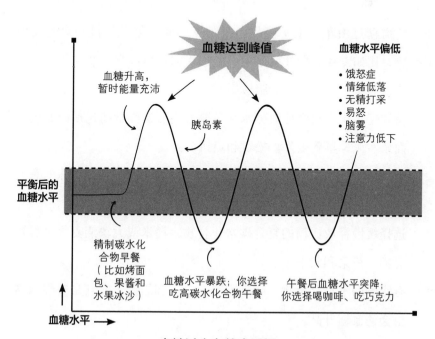

血糖过山车效应图解

紧张的"格斗－逃跑"状态。造物弄人，皮质醇水平长期偏高又会使人体更容易产生胰岛素抵抗。因此，你会突然陷入一个恶性循环中。

胰岛素抵抗：胰岛素抵抗是指胰岛素效应低于正常水平的一种状态。换言之，此时人体的血糖调节会变得更难。需要注意的是，胰岛素抵抗有一个发展过程：从不能有效处理碳水化合物开始，直到发展成前驱糖尿病。更年期前期女性出现胰岛素抵抗，部分是因为有控制胰岛素水平作用的雌激素水平降低，还有可能是因为饮食中的精制碳水化合物含量过高、遗传因素、多囊卵巢综合征、家族病史、吸烟和缺乏锻炼。血糖水平超出正常范围（比如峰值和峰谷）会使炎症恶化，如果不加以控制，还会造成不良后果，增加病毒感染风险。

那么，这些对你和你的饮食来说意味着什么？这并不是说，你必须完全戒掉碳水化合物，而是要记住以下几点：

- "血糖过山车"上车容易下车难。因此，早餐尽量不要吃高糖食物，比如麦片、橙汁或羊角面包加果酱。可以吃一些高蛋白食物，比如鸡蛋、炒豆腐或希腊酸奶。
- 精制碳水化合物会使血糖水平急剧升高。这类食物包括白面包、白面条、派、早餐麦片、松饼和煎饼。
- 饭后适当活动，有助于降低血糖水平。因此，享用过美味的意大利面和糖果之后，可以出去散散步。
- 选择缓慢释放血糖的复合碳水化合物：糙米或大块燕麦等全谷物、豆类、蔬菜和浆果。
- 有影响的不只是食物，咖啡因、尼古丁和酒精（尤其是空腹饮酒）也会使血糖升高。
- 如果想吃甜食，比如饼干或蛋糕，可作为饭后甜点食用，而不是把它当零食吃，这样可以降低血糖峰值。

✿ 特别想吃甜的东西？等20分钟看看还想不想吃。一般情况下，血糖水平稳定后，这种欲望就会随之消失。

✿ 在碳水化合物膳食和零食中添加蛋白质和/或纤维，以抵消其升高血糖的作用。

✿ 水果直接吃而不是榨成汁……加一些坚果更好：香蕉配南瓜子黄油；鳄梨面包配鸡蛋。

✿ 每个人对食物中的葡萄糖反应都不一样。你可以用动态血糖监测仪监测你的反应，然后根据应用程序上的反馈数据，了解你对食物中葡萄糖的反应。

✿ 压力和睡眠也会影响到血糖水平。请参阅第8章了解有效改善睡眠的方法。

✿ 人体肌肉含量越高，胰岛素敏感性也就越好，休息时也是如此。我们会在第13章详细介绍抗阻训练。

✿ 已有证据表明，间歇性禁食法（IF）在某些情况下有助于改善胰岛素抵抗。

✿ 腰部赘肉多的"苹果型"身材可能是胰岛素抵抗高的信号。把卷尺拿出来量一下你的腰围——根据NHS，女性的最佳腰围应不超过80厘米。

✿ 胰岛素抵抗的征兆包括疲惫、高甘油三酯、高胆固醇、皮赘和黑棘皮病（颈部、腋窝出现的黑色皮肤斑块，有时也会出现在腹股沟）。如果你觉得你可能有风险，可以请医生检测你的血糖耐受性和/或你的空腹胰岛素。

2. 遵循地中海式饮食

由于现在还没有所谓的更年期前期饮食，更年期前期女性可以参考传统的地中海式饮食制定自己的饮食方案。为什么这么说？主要是因为这种饮食方法具有强大的抗炎作用，基本不含加工食物，且糖含量低、纤维含量高。这些因素对于各个年龄段的人都有益处，而对更年期前期身体处于巨大压力之下的女性来说尤其有效。哪里有压力，哪里就有炎症，人们普遍认为，炎症是女性易患的许多慢性疾病和自身免疫性疾病的先兆，包括关节炎、阿尔茨海默病、心脏病和甲状腺功能减退。

那么，真正的地中海饮食到底是怎样的？如你所料，地中海饮食主要包括蔬菜、水果、豆类（小扁豆、鹰嘴豆、豌豆和菜豆）、谷物、橄榄油、坚果和子类食品、香草和香料，以及一些鱼和海鲜、适量的乳制品和少量的肉类。请记住，这种饮食只是一种参考，不是一成不变的，你可以根据自己的口味、预算和偏好做相应调整（见下页方框中的内容）。

在英国，死于冠心病的女性是死于乳腺癌的女性的两倍。因为雌激素有保护心脏的作用，所以雌激素水平偏低会大大增加女性罹患心血管疾病的风险，女性进入更年期前期及晚年时要特别注意这一点。大量研究表明，地中海式饮食可以降低心脏病、脑卒中、抑郁症、2 型糖尿病、肥胖、痴呆和某些癌症的患病风险。实际上，里昂心脏病膳食研究（Lyon Diet Heart Study）发现，在实施该项目的四年内，采取地中海式饮食法的受试组死亡率要比采取低脂饮食的对照组低 45%。有意思的是，地中海饮食不仅与吃什么有关，还与怎样吃有关。地中海人吃饭的时间更长，他们很享受与亲友一起用餐的时光。这值得趴在电脑前狼吞虎咽吃三明治的你思考。

地中海饮食

让地中海饮食为你所用：

✿ 罐装菜豆、扁豆和鹰嘴豆经济实惠，又节省时间。可以买即食小袋装，比较方便。

✿ 橄榄油的价格有高有低，根据自己的经济水平购买即可。最近有研究表明，特级初榨橄榄油（EVOO）的烟点约为210摄氏度，非常适合各种烹饪方式。为了节约，可以用普通的橄榄油烹饪，而最好的EVOO留作调味汁和蘸酱。

✿ 在窗台上种植一个小型的草药花园。

✿ 大批购买谷物、坚果和子类食品等干货更优惠。可将其储存在可重复使用的密封容器中。

✿ 亡羊补牢，犹未为晚。一项有1万名女性参与的研究发现，从中年开始采用地中海饮食的女性活到70岁的概率要高于遵循西方饮食的女性。

3. 多吃素

人们普遍认为，以植物为主的饮食（不一定非得是纯素食）对健康的各个方面都有益，这与上面提到的地中海饮食不谋而合。植物性食物不仅富含纤维，还是维生素、矿物质、抗氧化剂和植物营养素的丰富来源。它们还容易产生饱腹感，购买方便，如果你选择英国本地种植的农产品，价格相对也会更加便宜。

包含各种水果蔬菜的健康饮食计划能降低心脏病、肥胖、高血压、糖尿病和某些癌症的患病概率，而激素对人体的保护作用减弱则会使其风险增加。吃素的最大好处也许就是能为我们提供人体必需的物质，即益生元，益生元能促进肠道益生菌的生长（见第12章）。健康的肠道对于更年期前期女性而言至关重要，会影响到她们的激素、情绪和免疫力等各个方面。

确保饮食多样化的一个好办法就是"吃个彩虹"（各种颜色的食物都要吃一些）；这个听起来有点老套，但确实不失为一种很好的视觉提醒，帮助你保证饮食丰富多彩、新鲜和多样化。如果你有孩子，可以和他们一起采购、准备食材和烹饪。鼓励年幼的孩子做一个图表，在上面标出一周内他们都吃了哪些颜色的食物——鹰嘴豆泥、蘸酱、粥里加水果泥、冰沙、迷你蔬菜松饼和香蒜沙司都是很简单而丰富的饮食。

根据伦敦帝国理工学院（Imperial College London）的研究，每天吃八份（一份≈三汤匙）蔬菜和两份水果，每年可防止近800万人过早死亡，但不要太在意这些数字；这些更适合作为参考，而不是金科玉律，即使你一周只吃一两次十份也值得高兴。如果你差得很多，也不要担心。看看你现在的饮食，记下每天吃了多少水果蔬菜，然后试着每周增加一两份。

有机农产品是很好的选择，缺点就是比较贵，当然我们也不是非买不可。从本地超市购买的冷冻水果蔬菜可以保存好几个月，价格便宜，和新鲜的一样营养（有时甚至更营养），也不容易浪费。冷冻农产品还有一个优点就是在产地"速冻"，这样能及时锁住营养，相比之下，那些本该新鲜的农产品要经过运输才能到达超市货架，或者要在冰箱里放上好几天才吃。加利福尼亚大学（University of California）开展的一项研究发现，冷冻玉米、青豆和蓝莓中的维生素C含量要比新鲜的高。

五大妙招让你花更少的钱吃到更多的水果蔬菜：

1. 一般情况下，超市的包装农产品要比散装农产品贵——比如，五根袋装香蕉就比五根散装香蕉贵。买散装产品还能节约塑料。

2. 试着在汤、咖喱和炖菜中加些冷冻青菜、胡萝卜、甜玉米和豌豆。冷冻菠菜和西葫芦可以做成水果冰沙，效果非常好，就连嗅觉灵敏的小孩也分辨不出。

3. 菜豆、扁豆和鹰嘴豆也属于蔬菜（此外还包括意大利面圈和烤豆，但要尽量选择低糖装）。

4. 吃意大利面、砂锅、肉酱面和宽面条时，加点小扁豆和菜豆凑数。

5. 在杂货店批量购买比在超市购买更便宜。选择应季果蔬可以使费用减半。可以和朋友或家人合买。将不会立刻吃掉的蔬果洗净切碎后冷冻起来。

4. 补充蛋白质

蛋白质的重要性再怎么强调也不为过——别的都可以没有，唯有蛋白质必须是饮食计划的主角。从激素、骨骼和 DNA 到皮肤、指甲和头发，人体所有细胞的构成都离不开蛋白质。没有它，人体就无法正常工作。我们需要依靠蛋白质来保证充分的精力和睡眠、良好的情绪和性欲；蛋白质还可以有效地抑制食欲，增加饱腹感，让我们享受少食的好处。简而言之，蛋白质与很多更年期前期的症状有关。

女性到了35岁左右就开始出现肌肉流失问题（肌少症），这个问题在更年期前期会因为雌激素、孕激素和睾酮减少而越发严重，且肌肉量在50岁以后会继续流失。肌肉量是我们不惜一切代价也要维持的东西之一，因为肌肉量是体力的保证，此外，肌肉还能促进新陈代谢，控制体重（见第 203 页）。

一项研究发现，每天摄入大量蛋白质（90 克左右）的女性出现肌肉流失问题的风险会降低 30%。如果你还是不理解，可以把蛋白质想象成一座发电站，它是延缓衰老的关键。

目前蛋白质的推荐摄入量是每天每千克体重 0.75 克，但这一数值比较保守。更年期前期女性应考虑每天每千克体重摄入 1.2 克左右蛋白质（如果活动量比较大、锻炼较多、最近有生病或所做工作比较耗费体力，还应更多）。因此，体重 70 千克的女性每天需要摄入大约 70 ～ 100 克蛋白质，鉴于人体无法一次性吸收太多，这些蛋白质应均匀分配到一日三餐中。如果你不喜欢称量食物，一个简单的测量方法就是每餐食用一份相当于你手掌大小的食物：一块鸡胸肉、半杯扁豆、三个鸡蛋或半块豆腐。

蛋白质摄入量

下面是一个体重 70 千克的女性一天理想蛋白质摄入量的三餐示例：

早餐：两个鸡蛋和一片烤青花鱼。
午餐：一碗汤加半罐绿扁豆。
晚餐：一块鸡胸肉配糙米和蒸毛豆。
零食：一小罐希腊酸奶配覆盆子和一汤匙什锦果仁。

优质蛋白质又称"完全蛋白质"，即含有所有九种必需氨基酸的蛋白质，其来源包括动物制品和少数几种植物（见下文）。这意味着，纯素食者和普通素食者需要吃多种植物性食物才能获得所有的必需氨基酸。饮食中包含大量的豆类，比如扁豆、豌豆、鹰嘴豆和菜豆，这一目标相对会更容易实现。肉食主义者也需要增加植物蛋白的摄入量，以便增加纤维摄入，实现饮食多样化。

完全蛋白质来源：猪肉、鱼肉、奶制品、鸡蛋、藜麦、大豆、荞麦、面筋、豆豉、豆腐、毛豆、苋菜、营养酵母。

半完全蛋白质：大麻子和奇亚子（两者赖氨酸含量都很低）。

不完全植物性蛋白：菜豆、扁豆、鹰嘴豆、坚果、坚果酱、子类食品、糙米/黑米/野生米、黑麦、小麦、斯佩尔特小麦、燕麦、画眉草和大麦。

完全蛋白质组合：米饭菜豆配蔬菜杂烩，扁豆汤上面撒一些葵花子，坚果酱和全麦饼干。

蛋白粉

蛋白粉食用方便，赶时间的人可以边走边吃，缺点是比较贵且不含其他任何营养成分、矿物质和维生素，不能当饭吃。市场上有很多不同质量、口味和价格的产品，还有多种素食蛋白粉（一般是从豌豆、大豆或米糠中提取而来），适合不吃乳清蛋白的人。尽量先试吃再购买，很多保健食品店都有单包装，可以先买来看看是否喜欢其味道和口感，然后再大量购买。

有些人吃蛋白粉后肚子会不舒服，尤其是在刚运动完不久就吃的情况下。这是因为此时的身体仍然处于格斗–逃跑的状态，没有心情消化。我们曾认为运动之后 30 分钟是最佳的肌肉合成窗口期；现在我们知道了，在运动之后几小时内吃蛋白质都可以。如果出于某些原因你没吃，也不是世界末日。很多奶昔和补充剂都含有人工甜味剂和糖醇（成分表上以"醇"字结尾的甘露糖醇、木糖醇、山梨糖醇等都属于糖醇），都会引发抽筋和肿胀问题。因此，买东西前一定要看清标签。

5. 不要谈脂色变

忘掉以前那些危言耸听的言论吧！现在的脂肪又受人欢迎了。我们的饮食中需要有脂肪，尤其是在更年期前期。我们的性激素——雌激素、孕激素和睾酮，都是由饱和脂肪中的胆固醇组成。我们的大脑 60% 以上都是脂肪。脂肪还是细胞膜的组成成分，包括脑神经元周围的髓鞘细胞，它还能促进人体吸收维生素 A、D、E、K。均衡膳食必须包含适量的健康脂肪：四分之一块鳄梨、火柴盒大小分量的坚果和子类食品或一汤匙橄榄油。问题是，一些人有点走极端，他们建议不管烹饪什么食物都要用椰子油，早上喝咖啡时也要加黄油，这种咖啡又叫防弹咖啡。

但是，饱和脂肪与心脏病有什么关系？这个问题问得好，这也是当今营养学界最具争议性的话题之一。我们所知道的是，某些研究表明，饱和脂肪对心脏病的影响没有以前那么严重了，但仍不属于健康食物。饱和脂肪对人体的影响取决于其水平和质量。人体摄入的脂肪要以不饱和脂肪为主，来源如油性鱼类、橄榄油、鳄梨、坚果和子类食品，同时也要含有适量的饱和脂肪，来源如黄油、红肉和椰子油。通常情况下，我们摄入的 ω-6 脂肪酸（精加工子类食品和蔬菜油，如葵花子油和大豆油）要远多于 ω-3 脂肪酸。ω-3 脂肪酸有抗炎作用，而 ω-6 脂肪酸在大量食用的情况下会加剧炎症。最好的 ω-3 脂肪酸来源是油性鱼类（见下文）。如果你的摄入量低于推荐量（每周两份），最好补充一下。

反式脂肪酸对心脏健康有害是大家一致认可的事实。英国的大部分生产商都同意不在加工食品时使用反式脂肪酸，但是人造黄油和甜甜圈等食物中仍有反式脂肪酸的踪影。要选择标签含有"单甘油酯和双甘油酯"的产品，尽量避免摄入反式脂肪酸。

饱和脂肪：黄油、椰子油、椰子奶油、猪油、酥油、棕榈油、红肉、奶酪。

不饱和脂肪: 鳄梨、橄榄、油（亚麻子油、橄榄油、菜子油、芝麻油）、油性鱼类（凤尾鱼、鲱鱼、鲭鱼、沙脑鱼、三文鱼、沙丁鱼、鳟鱼、银鱼）、坚果、子类食品。

6.不要戒碳水

头痛、易怒、疲劳、便秘、嗜糖、高胆固醇和腹胀都有可能是饮食中缺少复合碳水化合物的缘故。虽然这些常见的更年期前期症状很容易改善，但碳水化合物仍然饱受争议，女性对它经常是唯恐避之不及。人们普遍认为，碳水化合物会让人发炎、行动迟缓、减肥困难，很多人都无法摆脱这一观点的影响。实际上，这个观点是错误的。每克碳水化合物仅产生4千卡热量（而脂肪的这一数值则为每克9千卡热量），它们为肌肉提供能量，还富含纤维，优质碳水化合物还是很好的维生素和矿物质来源。大脑是人体中最饥饿的器官，静息状态下所消耗的能量占人体每天摄入能量的20%，而碳水化合物是大脑最喜欢的食物。研究表明，人的大脑每天消耗相当于400多千卡热量的葡萄糖，这也从某种程度上说明了低碳饮食为什么会使大脑变迟钝、容易情绪激动，并使人产生脑雾的原因。

问题是，人们把各种"碳水化合物"混为一谈，其实有一些属于优质的复合碳水化合物，在适量摄入的情况下对人体是十分有益的。另一种碳水化合物，即精制碳水化合物，绝对要限制摄入。复合碳水化合物（多数来源于植物）的能量随着时间缓慢释放，因此能持续为人体提供能量。女性进入更年期前期后，体内的胰岛素会略微偏低，导致她们对碳水化合物比较敏感（见第136页），因此一定要避免摄入大量精制的简单碳水化合物（多数来源于加工食品），否则会使血糖急剧升高，还会把女性推上饱受诟病的胰岛素反应过山车（见第135页）。

　　到目前为止一切还好：对健康饮食而言，少吃饼干、蛋糕、羊角面包、松饼和精制谷物／白面制品并不是什么太难的事。但是土豆、意大利面和面包怎么办？这些属于淀粉类碳水化合物，这类碳水的口碑很差，尤其是会使人长胖的问题。它们本质上对人并无害处，但要是蘸上高热量的酱汁或油炸后再吃容易让人吃得过多。普通面条没人会狼吞虎咽地吃了一碗又一碗，但若是加一些卡尔博纳拉奶油酱和一堆帕尔马干酪，情况可就不一样了。要记住，这些淀粉类碳水化合物都是能量很高的食物，也许某一天，你会比其他人更需要这种食物。要注意自己的活动量，如果你整天坐在桌子前，那你就不需要像清洁工或建筑工一样吃那么多高淀粉碳水化合物。

　　下表给出了一些建议，把会使血糖升高的简单碳水化合物替换成缓慢释放血糖的复合碳水化合物。

简单碳水化合物	简单互换
百吉饼、饼干、白面包	全麦包
即食燕麦	钢切燕麦/大块燕麦
年糕	黑麦饼干
白米饭和白面条	全麦意大利面*
谷类食物	自制燕麦
果汁	吃掉整个水果
* 面条不要过度烹饪，以减缓释放葡萄糖的速度。	

　　不提倡低碳饮食最主要的原因是会让人错失摄入宝贵的纤维来源，影响人的肠道菌群，引发便秘。除让人腹胀外，便秘还会让人在大便时

过于用力，影响盆底肌健康。

7. 多摄入纤维

在诊所最常见的问题中，如腹胀、便秘、体重增加，甚至有激素水平波动导致的乳房压痛等症状，许多都能通过增加膳食纤维摄入量得到改善。有充分的证据表明，所有富含纤维的食物（最常见的来源有蔬菜、水果、菜豆、豌豆和鹰嘴豆）都有降低胆固醇、预防便秘、降低血糖水平、增加饱腹感等诸多好处。但是，目前我们的摄入量仍然不够。

目前推荐的纤维摄入量是每天 30 克；多数人的摄入量仅有其一半。燕麦和水果（如无花果和梨）中的水溶性纤维有助于维持健康的胆固醇水平和促进肠道益生菌生长（见第 188 页）。全谷物（见下页表）、坚果和子类食品等食物中的非水溶性纤维能促使大便成形，使其更容易排出体外。简单说一下全谷物，全谷物似乎被最近流行的原始人饮食法搞坏了名声，导致很多人把全谷物从其饮食列表中删去。有关全谷物会引发炎症的说法很大程度上并没有什么根据。实际上，一项大型研究发现，超重的成年人在将精制饮食转为非精制全谷物饮食后体重确实有所下降，发炎的情况也减少了。全谷物含有丰富的 B 族维生素、镁、铁、硒和磷，大量的对照实验表明，全谷物有助于降低糖尿病、心脏病、肥胖，甚至是某些癌症的发病概率。

你的饮食是你的个人选择，你比任何人都清楚自己对每种食物的反应。如果你要完全避开某类食物，那因此失去的营养一定要从其他食物中补充回来。你可以向营养师寻求具体的指导意见。

要想弄清楚全麦面包等所谓的全麦商品是否真的含有丰富的纤维，一个好办法就是查看商品的标签，把上面的纤维含量乘以十。如果得到的结果大于碳水化合物的总克数，那么这种全麦商品就是名副其实的。

要慢慢地向饮食中添加纤维，纤维摄入量突增会引发腹胀等消化问题。

下表列出了不同食物中的大致纤维含量。

食物	纤维含量
一捧青豆（煮熟，100克）	4.5克
三分之一罐鹰嘴豆（75克）	5克
全麦面包（两片）	5克
一个梨（中等大小）	5.5克
一个苹果（中等大小）	4.5克
一小块烤土豆（180克）	5克
两捧全麦面条（煮熟，150克）	5克
亚麻子（1汤匙）	3.5克
扁豆（100克）	8克

每天 30 克纤维摄入量大致相当于：

早餐

一小碗燕麦粥 = 5 克

一个新鲜的无花果 = 2 克

20 颗覆盆子 = 2 克

午餐

一个中等大小的烤红薯 = 6 克

一捧烤鹰嘴豆 = 8 克

晚餐

一碗红扁豆加一捧各种蔬菜＝7克

总计：30 克

增加膳食纤维摄入的简易方法

1. 水果蔬菜尽量连皮吃掉。小窍门：拿一整个南瓜烤熟吃，这样皮吃起来更软，味道也更好，还能节省大量的时间精力。

2. 在一日三餐和零食中分散加入两汤匙亚麻子，比如，加到冰沙、燕麦粥、沙拉和酸奶中。

3. 在汤、炖菜、咖喱和酱料中加入扁豆、菜豆、豌豆和鹰嘴豆。小窍门：为方便起见，可购买现成的熟食装。

4. 选择全麦面条和全麦面包。

5. 早餐添加坚果和子类食品，可搭配酸奶、燕麦粥、奇亚子布丁甚至是鸡蛋食用，营养又美味。

6. 可以试着在酸奶上面撒一些亚麻子壳，或加到汤里、格兰诺拉麦片或燕麦中。开始时先加一汤匙，后面慢慢加量；如果耐受性良好（即没有消化不适或排便过多问题），可以每天加到三汤匙。

7. 用隔夜燕麦当作早餐既方便又营养，其中含有大量水溶性纤维。做法：将45克燕麦加到100毫升牛奶中（牛奶可按个人喜好选择），再加入三汤匙酸奶、一汤匙奇亚子，然后装入带盖的罐子里，摇匀后放到冰箱里过夜。早上可以根据自己的喜好加入配料和糖。

8. 不要长期低碳饮食。碳水化合物＝纤维。只需确保选择优质的复合碳水化合物即可（见第146页）。

本章内容总结

✿ 积极补充营养才是前进之道。更年期前期已经够难了，要对自己好一点，身体需要什么就给它什么，不要限制饮食，剥夺它获取营养的权利。

✿ 多吃素：要确保饮食中的一半食物都是蔬菜和豆制品，相当多的营养专家都认可这一点。

✿ 补充蛋白质：每餐吃一份相当于手掌大小的食物（一块鸡肉、半杯扁豆、三个鸡蛋或半块豆腐）。

✿ 尽量选择天然食品而不是加工食品：大自然赋予了食物额外的营养和酶，能帮助人体吸收。

✿ 做一名精明的购物者：罐装、听装、袋装和冷冻食物能够改变厨房的格局。

✿ 早餐尽量以蛋白质食物为主，以便维持血糖水平正常稳定。

✿ 脂肪：不饱和脂肪要相对多些摄入，反式脂肪要避免摄入，饱和脂肪可以适量摄入。

✿ 饮食不要一成不变：灵活饮食可以更好地响应身体不断变化的需求。

✿ 补充纤维：纤维有益于人体的整体健康，能降低70多种慢性病的患病风险，包括心脏病、2型糖尿病和一些癌症。请记住，增加纤维摄入量时要慢慢来，因为你的肠道需要时间进行调整。此外，还要确保摄入充足的水分。

第11章

"吃"掉症状

"吃"出良好的自我感觉。

通过上一章的介绍，我们了解到了平衡血糖水平的重要性，掌握了均衡饮食的基本原理。你也许没必要每天吃八份蔬菜、两份水果（这些东西需要时间），但我们希望你对自己的饮食方向有个更加清晰的认识。在本章中，我们将更为详细地介绍饮食对于更年期前期的意义以及如何通过吃来改善情绪。此外，本章还将介绍如何通过"吃什么"（或某些情况下"不吃什么"）来缓解或消除最常见的更年期前期症状。本章内容并不全都适用于你（但愿如此！），因此，你可以跳到与自己关系最为密切的部分。请记住，这些问题中很多都比较复杂，更不用说细微差别了，因此本章内容仅用于大体指导，不可取代详细的营养或医疗咨询。

焦虑和情绪波动

食物与情绪的关系密切：心理状态会影响我们对食物的选择，而某些食物则会影响我们的情绪。情绪低落会导致饮食不规律，比如不吃饭、暴饮暴食或安慰性饮食。这会影响人体的整体营养摄入，导致血糖失衡，继而引发焦虑和情绪波动。由于血糖水平下降会促使人体释放压力激素皮质醇和肾上腺素，因此若想缓解焦虑，最重要的一个方法就是平衡血糖水平（见第 134 页）。压力会破坏孕激素，也就是女性的"基础"激素，进一步引发连锁反应，使人出现情绪波动、易怒、失眠和心绪难平等问题。

下面是通过饮食改善情绪的三种方法：

1. 从"三大关键营养素"开始

稳定血糖（同时稳定情绪）最简单的办法就是，确保饮食中含有三大关键营养素：蛋白质、纤维和脂肪。饮食中有这三种元素会让人容易感到满足，还能帮人抵制夜宵和零食的诱惑。

2. 摆脱糖上瘾

糖会让人兴奋，但凡事有起必有落，"糖兴奋"过后，留给人的往往是易怒、暴躁和心烦意乱。不过吃糖这件事也不必太过严格，在合适的时间和地点该吃就吃，最好是定期吃，而不是每天吃。高糖食物不易产生饱腹感，营养成分含量低，而且往往也不利于肠道健康。下面给出了几种减糖方法：

✿ 试着在粥里或希腊酸奶里加一茶匙香草酱，它味道浓郁，但不含添加糖分。

✿ 把果盘装满水果，想吃零食的时候第一个来找果盘（最好搭配坚果吃，以稳定身体对血糖的反应）。

✿ 把牛奶/白巧克力换成黑巧克力。第一次吃黑巧克力时先从可可含量40%的巧克力开始，然后加到85%，最后再加到100%。巧克力越黑，含有的糖分就越少（黑巧克力还含有铁和抗氧化剂）。

✿ 把甜酸奶（通常标有"低脂"字样）换成正宗的希腊酸奶（不要与"希腊风味酸奶"混淆，这种酸奶的蛋白质含量要少得多）。素食者可以选择不加糖的大豆酸奶。喝酸奶时可以加一点蜂蜜、香草酱或枫糖浆，但要适量——要用勺子量，不要从罐子里倒。

✿ 炖苹果或炖梨有种天然的甜味，还含有纤维。

✿ 用香料而不是糖来给食物提味；可以尝试姜、多香果、肉桂或肉豆蔻。这些香料香味浓郁，还含有大量对人体有益的化学物质多酚（更多有关多酚的信息，请见第194页），可随意添加。多项小型研究表明，肉桂有助于减少人吃糖的欲望，还有人正在研究某些香料可能具有抗阿尔茨海默病的特性。

✿ 去核大枣塞上一汤匙黄油就是一种营养与美味兼具的高纤维零食。可以从冰箱里拿出来后直接吃，享受美味的焦糖口感。

✿ 龙舌兰、椰糖和枣糖浆仍然属于糖，人体对它们的反应和白砂糖差不多。可以享受它们的美味，但不要觉得它们比白砂糖"更好"或"更健康"。

✿ 菊粉（由菊苣根制成）有一种天然的甜味，还含有大量纤维，是很好的糖替代品。大部分保健食品商店和网店都提供大袋装菊粉。可以在粥里加一茶匙菊粉，烘焙、喝茶或喝咖啡时也可以加点菊粉。

3. 神奇的镁

前文讲过镁对睡眠的重要作用（见第 115 页），除此之外，镁还有保护神经系统的作用，缺镁会引发焦虑和疲劳。高压状态（还有更年期前期）会大量消耗镁，因此有必要了解下镁的摄入方式。富含镁的食物有绿叶蔬菜（甜菜、菊苣、羽衣甘蓝、菠菜、西洋菜、莴苣）、坚果和子类食品。（关于镁补充剂的信息请见第 216 页。）

影响情绪的其他食物因素

❀ 咖啡因会让很多人感到焦虑紧张。可以把咖啡换成草药茶或绿茶，里面除咖啡因外还含有L-茶氨酸，后者有镇静神经系统的作用。

❀ 简单碳水化合物（精制糖）（见第145页）会扰乱血糖水平，导致神经递质功能紊乱，加重焦虑感。

❀ 充分摄入维生素C和所有的B族维生素（见第217页），这些都是维持肾上腺健康的必需元素，在压力状态下会急剧减少。

❀ 铁和B族维生素有保护神经系统的作用。维生素B_3、B_6和B_{12}水平偏低与易怒、情绪低落和抑郁情绪有关。（请参阅第162页内容了解有关铁元素的信息及第217页如何摄入充分的B族维生素。）

❀ 有实验表明，坚持地中海式饮食（见第138页）12周（外加治疗干预措施）有助于减少焦虑——又一个为"地中海饮食"点赞的理由。

❀ 请医生检测一下自己的维生素D水平，看看是否需要补充（见第218页）。

膀胱问题

女性进入更年期前期后常会出现膀胱问题，而她们认为这只是衰老过程的一部分，因此往往都是以忍了之。膀胱问题很常见，但并不正常，因此请千万不要默默忍受。有很多方法都能解决这类问题。

漏尿

雌激素受体遍布人体各个部位，包括盆底肌。盆底肌靠韧带支撑，而雌激素是这些韧带维持强度、胶原蛋白分泌功能和弹性的必需物质。这就是为什么女性在进入更年期前期后会出现压力性尿失禁（咳嗽、跳跃时漏尿）和急迫性尿失禁（憋不住尿）问题的原因。

网络上有很多强化盆底肌的好方法。我们还可以通过调整饮食来减少漏尿问题：

- ✿ 少喝酒、少喝咖啡，否则会促使肾脏产生更多的尿液。
- ✿ 多喝水。这听起来有点违反常识，但是如果喝水不够多，尿液就会变得很浓，进而刺激膀胱。
- ✿ 避免便秘，便秘引起的下坠会加剧盆底肌问题（请见第147页内容，了解如何在饮食中添加纤维）。
- ✿ 辛辣食物、柑橘类水果和碳酸饮料都会引起膀胱痉挛，加剧尿急尿频问题。

UTI（尿路感染）

相关医学指导请见第 21 页。通过饮食缓解 UTI 的方法有：

✿　减少咖啡因和酒精的摄入量，两者都会刺激膀胱内壁。

✿　摄入充足的水分，水能稀释尿液，有助于防止尿路感染。

✿　D-甘露糖是一种补充剂，已有证据表明，其有助于防止有害细菌粘在膀胱壁上。相关研究中用于预防的剂量是每天2克，用于治疗的剂量是每天三次、每次1克（共计3克），并连续用药14天。

✿　有些女性发现，有一种专门促进阴道微生物繁殖的"女性保健"益生菌，有助于防止尿路感染进一步发展。

大脑的变化

大脑消耗的食物占我们每天所吃食物的 20% 左右（见第 145 页）。因此可以说，大脑是人体中最饥饿的器官，它需要有效喂养。大脑需要从食物中获取能量才能正常运转（这也是限制性饮食不能"火力全开"的原因所在），它还需要充分的营养来促进快乐激素的分泌，比如多巴胺和血清素。

ω-3脂肪酸和大脑功能

ω-3 是一种长链脂肪酸，是人体所有细胞的重要组成部分，对大脑和眼睛尤为重要。说它"重要"，是因为它无法由人体合成，只能从饮食或补充剂中摄取。DHA 和 EPA 是最重要的两种 ω-3 脂肪酸，很多研究都表明，这两种物质有助于改善心理健康。

大脑的助推器

为摄入充分的 ω-3 脂肪酸，每周应吃两份油性鱼类（罐头、新鲜或冷冻均可）（见第 144 页）。如果你不喜欢鱼的味道，可以通过鱼油补充。素食者可以选择藻类补充剂。市面上有很多种鱼油和藻类补充剂（见第 217 页）。

坚果和子类食品都含有 ω-3 脂肪酸，但是其属于非活性的 ALA，须由人体转化为活性脂肪酸 DHA 和 EPA 才可以吸收。这个转化过程的效率极低，因此虽然核桃、奇亚子、亚麻子和大麻子都是很好的维生素 E 和纤维来源，但并不是大脑喜欢的 ω-3 脂肪酸来源。

头脑不清晰

人脑质量大约有四分之三是水。这个比例若是下降，哪怕只是下降一点点，也会引发反应迟钝、疲惫、脑雾、睡眠和情绪低落等问题。如果你是那种对别人多喝水的劝告视而不见的人，那么是时候该反思了。保持身体水分，的确有助于集中注意力和精神力。每天醒来后喝一杯水，在桌子上或包里放一个可续水的杯子，提醒自己注意加水。可以在水里加入薄荷、迷迭香、黄瓜、鲜姜片、柠檬或酸橙，让喝水变得更有趣。喝水要少量多次，而不是一口气喝完，这样有助于减少如厕次数。

消化系统健康

波动的激素水平会显著影响到消化系统健康。和孕早期的情况类似，卵泡刺激素（FSH）水平变动会引起恶心呕吐。雌激素有促进肠胃蠕动的作用，即帮助食物穿过消化道，因此雌激素减少时就会出现腹腔雷鸣、放屁和打嗝等肠道问题。

腹胀

饭后偶尔出现腹胀是非常正常的，但是如果腹胀频繁、引起不适或影响到了你的生活质量，那就需要进一步检查了。还有一个普适性指导原则就是，醒后出现腹胀时，一定要去检查看看是否有妇科问题。从另一方面来说，消化问题引起的腹胀在一天当中会越来越严重，且通常会在大便后缓解。大部分女性会立马想到罪魁祸首是不是奶制品或谷蛋白，然后将其从饮食中去掉，这一般来说是没有必要的。

引起腹胀的原因有很多种（见下页），主要诱因是无形的"压力"。人有压力时，胃酸和消化酶的分泌会减少，使其更容易出现腹胀和胀气问题。压力还会将血液从肠道分流，使得消化吸收过程的效率变得更低。因此，在你开始采取非常严格的饮食方案之前，可以先记录一下基本症状日志，据此找出你的诱因。除压力外，需要记录的因素还包括睡眠差、大蒜和洋葱等食物、高组胺食物（见第 177 页）和咖啡因。跟踪日记能帮你发现意想不到的规律。

其他会引起腹胀的因素：

❀ 产气食物摄入量增加，比如大蒜、大豆和花椰菜。

❀ 边看电脑电视边吃东西。研究发现，边做其他事边吃东西，会使人吃得更多、吃得更快。

❀ 吃饭太快。

❀ 坐姿不当：弯腰驼背的坐姿会使消化系统无法正常工作，引发腹胀、反流和肠道胀气问题。

✿ 食物耐受不良。这种病远比人们想象得要少见，如果你怀疑自己有这种问题，可以去看医生。注册营养师或饮食学家会通过排除和重新引入食物法为你提供支持。

✿ 酒精会引发腹胀问题，因为它会刺激胃黏膜，减少人体分泌的消化酶。

✿ 长期腹胀的原因可能是更为严重的疾病，因此如果你的腹胀问题持续很久或伴有恶心、呕吐、大便异常或体重减轻，请及时就医。

✿ 除了乳糖不耐症可通过呼气测试来诊断，其他食物不耐症都不能通过测试来诊断，不要把钱浪费在昂贵的工具上。

改善腹胀的方法：

✿ 饭前30分钟服用1~2粒薄荷油胶囊。

✿ 把食物彻底嚼碎，即每口食物大约嚼20下。

✿ 不要穿紧身衣物久坐：腰带、运动服和高腰牛仔裤都有影响。

✿ 每天少吃多餐。

✿ 一些蛋白粉会让人腹胀和胀气，尤其是在吃得太快的情况下。因此，蛋白粉要慢慢吃。

✿ 喝碳酸饮料、吸烟和嚼口香糖会让你吸入空气。

✿ 习惯高盐饮食的人应尽量减少食盐摄入。健康指南推荐的摄入量为每天不超过一茶匙，但要注意很多加工食品中"隐藏"的盐。

✿ 按摩腹部排气。（请见第163页图。）

✿ 小心成分标签中含有糖醇（多元醇）的产品，糖醇通常以"醇"字结尾，如麦芽糖醇、木糖醇、赤藓糖醇和山梨糖醇。

✿ 最近你的纤维摄入量增加了吗？你也许需要控制纤维的摄入，等症状消退后再增加纤维摄入，但要慢慢加量。

✿ 散步。多活动能促进胃肠道蠕动。

✿ 薄荷、茴香或姜茶能缓解症状。自制姜茶：把鲜姜切碎放入水中，小火煨30分钟。过滤后饮用（可以加点柠檬汁）。

✿ 每次饭前深呼吸几次（按照第114页的"345"呼吸法），让身体进入"休息与消化"模式。

✿ 某些情况下可以吃一些消化酶。最好饭前服用（如果忘了，也可以饭后服，也有效果）。

✿ 用热水袋热敷，放松肠道肌肉。

✿ 谁没有在瑜伽课上放过屁？试试祛风姿势锁腿式，有助于把过多的风和酸从体内，尤其是关节内排出。

✿ 一些女性发现，饭前吃点苦的东西对她们有用，因为苦味食物能增加胆汁分泌，帮助消化。比如，饭前可以吃点芝麻菜配橄榄油和柠檬汁。

便秘

女性进入更年期前期后可能会出现大便次数减少、排便困难的问题。其中原因也分很多种：从久坐不动到失去了雌激素对肠道蠕动的"推进"作用等。脱水（缺水或酒精过量）也是原因之一，而最常见的诱因则是——是的，你猜对了——压力。我们大部分人早上醒来后，体内都会首先经历一个压力激素皮质醇激增的过程。这种现象很正常，实际上它还是提醒我们醒来的一种信号。对很多人来说，它还有促进排便的作用。如果你长期处在压力下，即在很长一段时间内都受压力影响，你的身体就会暂停排便，转而去处理它认为更重要的身体功能。古人有压力可能是为了躲避一头想吃掉他们的熊，而现代人的压力更多是来自成堆的待处理邮件或为了准时上班所做的挣扎。其他会影响排便的因素包括长途旅行、不熟悉的厕所（我们都经历过）和甲状腺问题。最后一种问题需要去医生那里做一些检查，但在去之前，要先确保我们把基本的事情做对：

❀ 你喝水够多吗？每人每天平均要喝两升水，其中大部分被肠道吸收，因此，增加水分摄入能促进排便。人体内的纤维需要水才能发挥功效，这就很好地引出了下一点。

❀ 你在戒碳水吗？碳水化合物含有纤维，还能促使人体分泌血清素，这是促进肠道蠕动的必需物质。纤维摄入不足会减缓、"削弱"肠道蠕动。

❀ 你吃的纤维够多吗（见第147页）？澳大利亚莫纳什大学（Monash University）近期开展的一项研究表明，连续四周每天吃两个猕猴桃后，受试者的便秘情况有了一定的改善，其排便频率和结肠通过速度（食物通过肠道下部的速度）都有增加。猕猴桃尽量连皮吃，效果最好。

❀ 你的活动量有多大？有时候你必须先动起来，肠道才会"动"起来。首选活动就是快步走，尤其是喝完咖啡后，能引起所谓的"集团运动"（排便）。

❀ 你是否在服用铁补充剂？有些铁，比如硫酸亚铁，会引发严重的肠道不适。

❀ 腹部按摩非常有效。你可以按照第167页图的步骤，每天早上起床前或晚上上床后按摩腹部。

✿　你的整体肠道健康状况如何？更多详情请见第12章。

疲劳

出现疲劳症状时，先不要考虑饮食和精力问题，而是要先测定铁蛋白（储存铁）、叶酸（B_9）和 B_{12} 的水平，月经过多（或有月经过多史）或吃素或纯素饮食的女性更是如此。检查时，可以要求加做甲状腺检查，因为甲状腺功能减退会引发极度疲劳、便秘、脱发和很多与更年期前期有关的其他症状。

铁是将氧气运送到人体各个部位的必需物质。缺铁会影响人的精力、睡眠和健康状况，而铁过高则会影响心脏健康。

长期缺铁有可能会发展成缺铁性贫血，症状包括：

✿　疲劳

✿　呼吸短促

✿　心悸

✿　发麻

✿　注意力无法集中

✿　头痛和头晕

✿　口舌生疮

✿　毛发脱落/稀疏

✿　脆甲

医生会安排做血液检查，测定铁和铁蛋白的水平，可以向医生要一份结果。你的结果也许还在"正常范围之内"，但仍属于偏低，要知道，

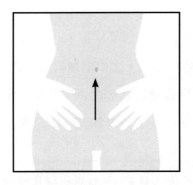

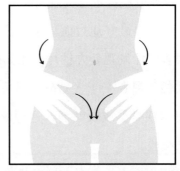

将按摩油涂于需要的部位，双手摊平，自骨盆向上至胸腔部位轻轻按摩，反复 8 ～ 10 次。

双手置于腰部，分别从两侧臀部上方向腹股沟方向轻轻按摩，反复 10 次。

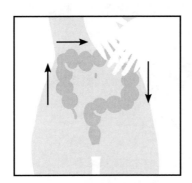

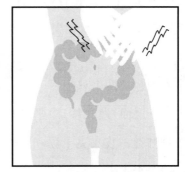

双手叠放，从右下腹股沟开始，沿右腹部向上，经过上腹部、左腹部向下方向轻轻按摩，亦即顺大肠方向按摩数分钟。

双手叠放，再次顺大肠方向按摩，双手轻推至腹部，同时微微晃动，将肠内气体排出体外。重复约一分钟。

腹部按摩图解

许多实验室的"正常"范围会低至 20 纳克 / 毫升（很多保健医生认为 19 纳克 / 毫升就提示有贫血问题）。

铁缺乏症最好通过血清蛋白检测，最佳结果应在 80 纳克 / 毫升以上。很多女性发现处方铁片（比如硫酸亚铁）会影响她们的肠道健康，使其大便发黑、变干、黏腻，最后导致便秘。解决该问题的一个方法就是使用铁喷雾或铁贴剂，这种形式的铁不经过肠道，而是通过舌下或皮肤吸收。

50 岁以下女性每日的膳食铁推荐摄入量是 15 毫克。富含铁的食物有肝脏、瘦肉、鸡肉、鱼和鸡蛋。

你也可以从植物性食物中摄取铁，但这种铁比较难吸收。植物性含铁食物包括扁豆和菜豆、豆腐、绿叶蔬菜（菠菜、甘蓝、海藻、西洋菜、羽衣甘蓝）、欧芹、强化谷物（看标签），以及无花果干和杏干等干果。

每日铁摄入量大致相当于：

✿　全麦面包加两个鸡蛋。
✿　牛肉千层面+蔬菜沙拉+坚果和子类食品。
✿　杂豆咖喱 + 皮夹克土豆。
✿　3~4个杏干。

需要考虑的其他因素：

茶叶、咖啡和红酒中的单宁酸会影响铁（和铁补充剂）的吸收，因此不要在吃富含铁的食物或服用补充剂前一小时或后一小时喝。锌补充剂也会影响人体对铁的吸收量，因此，尽量早上起床后服铁补充剂、晚上睡觉前服锌补充剂。维生素 C 能促进铁的吸收，可以在吃牛排的时候加点辣椒，或在绿叶蔬菜沙拉中挤点柠檬汁。菠菜中的草酸盐和坚果、谷物和豆类中的植酸盐会影响人体从食物中摄取的铁和其他营养物质（如钙）的数量，但对此研究尚无定论。一些人选择吃发芽或浸泡过的坚果、鹰嘴豆和菜豆就是出于这个原因。

如果你喜欢在冰沙中加菠菜，尽量用草酸盐含量较少的"婴儿"（非常嫩的）菠菜，也可以换成其他绿叶蔬菜，比如羽衣甘蓝、长叶莴苣、莙荙菜、芝麻菜、欧芹、白菜和芹菜叶。最后还要注意，碳水化合物含量较少的流行饮食、禁食和不吃主食都会让人精力耗尽，疲惫不堪。可以使用"三大关键营养素"法来平衡饮食，改善睡眠（见第 8 章）和肠道健康（见第 12 章），促进营养吸收，增强体力。

头痛和偏头痛

女性患头痛和偏头痛的概率是男性的三倍。虽然我们不知道确切原因，但有很多证据都指向激素，尤其是雌激素减少。从未有过偏头痛的女性进入更年期后会突然开始偏头痛，而此前就有偏头痛史的女性则会发现，进入更年期后偏头痛无论是频率还是强度都增加了。

可尝试以下方法：

❀ 坚持写饮食日记，从日记中发现端倪。

❀ 巧克力和咖啡因是最常见的诱因（值得注意的是，咖啡因能帮助一些女性收缩因偏头痛而扩张的血管）。

❀ 让身体保持充足的水分。

❀ 警惕血糖波动，尽量保持血糖水平稳定（见第134页）。

❀ 每天服用400毫克甘氨酸镁（咨询营养师，看看是否可以采用治疗剂量，即更大的剂量）。

✿ 咨询医生是否可以服用褪黑激素处方药。有证据表明，褪黑激素能够缓解头痛，减少偏头痛的发作频率。

✿ 限制酒精摄入量：这是众所周知的诱因。

✿ 寻求颅骶治疗师或理疗师的帮助，他们会通过调整颈部姿势来缓解头痛。

✿ 减少潮热，潮热与压力和皮质醇有关，会引发偏头痛。

✿ 试试辅酶Q10。研究表明，每天服用150毫克辅酶Q10最多可以将偏头痛发作频率减少50%。

✿ 多吃富含维生素B_2（核黄素）的食物：瘦肉、鸡蛋、扁豆、坚果、绿叶蔬菜和奶制品，也可以每天两次、每次服用200毫克的补充剂，维生素B_2能够改善亚甲基四氢叶酸还原酶（MTHFR）的功能，这种酶与偏头痛有关。

✿ 看看是否与组胺不耐受问题有关（见第177页）。

✿ 肉毒杆菌素于2010年被批准专门用于治疗慢性偏头痛。在头皮和眉眼周围的固定部位注射肉毒杆菌素，能有效改善偏头痛。要确保医师接受过相关培训。

经量过大（月经过多）

月经变化——经量减少、经量增多、周期紊乱、点滴出血——是女性进入更年期前期的第一个信号。经量过大会让人身体虚弱，更不用说心理创伤了，月经过多导致血崩时情况会更加严重。出现此类问题时，要检查一下铁含量（见第164页），因为出血过多会使体内的铁含量降低，而缺铁则会使月经过多问题更加严重；这是更年期前期的诸多双刃剑之一。

其他会导致大出血（首次出现就应当去看医生）的情况有：

✿　甲状腺功能减退（甲状腺功能低下）。

✿　子宫纤维瘤（子宫的非癌性生长）。

✿　子宫内膜异位症（卵巢和输卵管等其他部位长出类似子宫内膜的组织）。

✿　子宫腺肌症（子宫内膜穿透子宫壁的情况）。

✿　子宫息肉（附着在子宫内膜上的小赘生物）。

可以尝试的解决方法：

✿　少喝酒或戒酒，酒精会减少孕激素、增加雌激素（二者都会诱发月经过多现象），还会使血糖升高。

✿　检查消化功能是否正常，确保雌激素安全排出体外（见第12章）。

✿　每天吃两份含有植物雌激素的食物（见第168页）。

✿　保持血糖水平正常稳定，避免出现胰岛素抵抗，否则会影响排卵、降低孕激素水平（见第136页）。

✿　通过医生接受药物治疗：HRT治疗、凝血酸和宫内节育器都是用于治疗月经过多的常见疗法。

✿　多吃B族维生素，尤其是有促进人体分泌孕激素作用的维生素B_6，来源包括鸡肉、火鸡肉、燕麦、香蕉、豆腐和红薯。

✿　多吃绿叶蔬菜：西蓝花、羽衣甘蓝、菠菜、莴苣、芝麻菜、绿甘蓝、唐莴苣，绿叶蔬菜是月经和激素的能量站。

潮热和夜间盗汗（血管舒缩症状）

没有食物能将潮热和盗汗问题彻底根除（这两种问题的首选疗法是HRT——见第 4 章），但有些食物和生活习惯会使这两种症状恶化。最常见的影响因素包括酒精、辛辣食物、咖啡因、压力和吸烟。植物雌激素有一定效用，尤其是在更年期前期早期。研究最多的两种植物雌激素异黄酮（主要存在于大豆中）和木脂素（主要存在于亚麻子和豆类等植物性食物中），在人体内都可以发挥较弱的类雌激素作用。具体机制是什么？事实上，我们并不完全了解；这两种植物雌激素似乎具有阻断某些雌激素受体和激活其他受体的双重能力。

我们知道的是，2016 年对 6000 多名女性进行的一项荟萃分析（将大量高质量研究结果汇总在一起）发现，异黄酮可以在一定程度上减少某些女性的潮热发作频率，但是这离下结论还很远。

根据英国饮食协会（BDA）的数据，40 毫克异黄酮（相当于一块手掌大小的印尼豆豉加上四大汤匙大豆坚果和一杯豆奶）可以将潮热的发作频率减少 20%、严重程度降低 26%。好消息是，很多食物中都含有植物雌激素，因此在饮食中添加植物雌激素非常方便，也非常安全。可以根据下列清单每天在饮食中添加两份植物雌激素。请记住，植物雌激素需要两至三个月才能发挥功效，而且对某些女性的效果要好于其他人，这个可能是由于不同人的肠道菌群不同，因此植物雌激素肯定不能代替激素疗法，也不能说它们可以控制血管舒缩症状。

过去人们关于大豆与乳腺癌的关系有很多争议，很多女性因此感到担心也情有可原。（有关最新研究，请见第 171 页方框中的内容。）

富含植物雌激素的食物：

- ✿ 毛豆

- ✿ 大豆坚果（烤毛豆，常作为零食在健康食品店出售）

- ✿ 豆腐

- ✿ 大豆制品（豆奶、酸奶等）

- ✿ 印尼豆豉

- ✿ 味噌

- ✿ 纳豆（用发酵大豆制作而成的一种传统日本料理，很多超市都有售）

- ✿ 大豆蛋白粉

- ✿ 亚麻子

- ✿ 鹰嘴豆

- ✿ 芝麻

- ✿ 开心果

简单几着儿增加植物雌激素的摄入量：

- ✿ 在粥、汤和冰沙中加入1～2大汤匙亚麻子粉（用破壁机或咖啡研磨机磨碎后，放入冰箱保存）。

- ✿ 把毛豆当零食吃。可以购买超市的冷冻毛豆，吃之前先蒸五分钟，然后撒上一些配料，比如海盐、芝麻、酱油、蒜粒或辣椒碎。

- ✿ 自制鹰嘴豆泥。需要准备的材料有鹰嘴豆、橄榄油、芝麻酱、大蒜、柠檬汁和一款好用的搅拌机。

- ✿ 在沙拉、炒菜和汤中加一些烤鹰嘴豆。取一罐鹰嘴豆冲洗干净，用厨房用纸吸干水分后铺在烤盘上，上面涂撒一些橄榄油和盐，还可以加一些辣椒粉或孜然，然后放入烤箱，在200摄氏度下烤20分钟或烤至酥脆。

✿ 把你常喝的酸奶换成大豆酸奶。就植物性蛋白质来源而言，大豆蛋白是与牛奶最接近的蛋白。

✿ 试着用豆腐代替鸡蛋。没尝试过就不要说它不好！豆腐的做法多样而且超级简单，还容易产生饱腹感。

✿ 在冰沙中加两大汤匙嫩豆腐：柔滑细腻，淡而无味，蛋白质含量丰富。

✿ 把一块印尼豆豉切成小块，放入橄榄油、面粉、蒜粒和辣椒粉调成的酱中，翻动使其裹满酱汁，然后放入烤箱，在180摄氏度下烤25分钟左右。

✿ 在沙拉和炒菜中加入大豆坚果（烤大豆），也可以作为零食吃。大部分保健食品商店都有袋装大豆坚果出售。

大豆食品不仅可以提供植物雌激素，还可以：

✿ 降低胆固醇。

✿ 降低心脏病风险。

✿ 增加骨密度。

✿ 提供优质"完全"蛋白质。

注意：大豆会影响甲状腺药物的吸收。因此，此类药物要空腹服用，且用药后至少过四个小时才可以吃大豆食品。如需其他建议，请咨询医生。

其他有助于缓解潮热的方法包括：

✿ 缓慢地深呼吸（鼻子吸气、嘴巴呼气）有助于控制体温：请见第212页介绍的呼吸方法，感觉潮热即将发作时立即按照此法进行深呼吸。对潮热来说，预防往往比治疗更有效。

✿ 针灸（见第222页）。

有关大豆与乳腺癌关系的最新研究

粗略浏览了一下网络上的文章，有关该主题的研究多达数百个，其中有提倡多吃大豆的，也有诋毁大豆的。有关大豆的争议大部分基于动物研究和高剂量纯异黄酮试验，而在主要的高质量人体试验中，大豆并不会增加乳腺癌患病风险（包括已经罹患乳腺癌的女性）。世界癌症研究基金会（World Cancer Research Fund）据此得出结论：在均衡饮食中添加适量的大豆食品是安全的。我们建议尽量选择加工程度最低或发酵的大豆制品，比如豆豉。如果你有乳腺癌或曾经得过乳腺癌，最好遵从肿瘤科医生的建议。

注意：异黄酮补充剂的效果好坏不一，目前的建议是，异黄酮补充剂不要和他莫昔芬同时服用。

失眠症

见第 8 章。

关节疼痛

如需缓解更年期前期无缘无故的肌肉酸痛和关节疼痛，可以从如下几个方面入手：

❀ 运动是关节的保护剂。因此，即使感到关节疼痛或僵硬，也要坚持运动。散步、瑜伽和普拉提都是很好的运动形式。

❀ 保持身体的水分（是的，水帮不上忙的问题确实不多）。

❀ 可以服用甘氨酸镁补充剂（每天400毫克）。

❀ 遵循有抗炎效果的地中海饮食法（见第138页）。

❀ 每天至少服用10微克维生素D补充剂（见第14章）。

❀ 关于姜黄素（从姜黄中提取的一种抗炎药）治疗炎症性关节疾病（如骨关节炎）的研究看起来很有前景，但是还需要更多研究才能得出具体的结论。可惜的是，每天靠喝姜黄咖啡摄入的姜黄素含量远远少于试验中所用的治疗剂量，后者在200～1000毫克/天之间。要想达到这一水平，只有服用补充剂。

❀ 多吃含ω-3脂肪酸的食物，而不是ω-6脂肪酸，以控制炎症水平，或服用补充剂保证摄入量（见第14章）。

❀ 如果症状没有改善，可以咨询医生，看看是否有其他更严重的疾病。

❀ 有一些证据支持使用胶原蛋白补充剂来减轻运动或骨关节炎引起的关节疼痛。

❀ 补充维生素C有促进关节损伤恢复的作用。可以每天服用500毫克用于治疗。

低骨密度

保护骨骼健康在人生各个阶段都至关重要（骨密度一般在将近30岁时达到顶峰），更不用提更年期前期了。骨量在30岁以后就开始减少，过了 40 岁后则以惊人的速度加速流失，增加了晚年患骨质疏松症（骨骼变脆）和骨折的风险。膳食方面，对该问题有明显改善作用的便是钙，但其他矿物质和营养元素也有影响。（相关内容请见第 203 页以及第 13 章抗阻／力量训练对保护骨骼健康的重要性。）

强壮骨骼的营养素

钙：推荐摄入量是 50 岁以下人群每人每天 700 毫克，50 岁以上人群每人每天 1200 毫克。我们可以从饮食中摄取钙元素：奶制品、强化植物奶、绿叶蔬菜、豆腐（标示为"石膏豆腐"的产品）、子类食品、菜豆、扁豆和面包。避免大量服用钙补充剂（除非是医生开出的处方药），大剂量服用会增加肾结石风险，还会使动脉壁硬化。

蛋白质：推荐摄入量见第 142 页。
维生素 D：补充建议见第 218 页。

镁、锌、硼、维生素 K 和硒也是维护骨骼健康的必需元素。许多补充剂都以胶囊形式将所有这些有益于骨骼的营养成分汇总到了一起。

其他方法

负重运动对强壮骨骼至关重要。散步和跳舞都算负重运动，包含跳跃动作是判定属于负重运动的不二标准，因此可以考虑排球、激烈的网球比赛、无挡板篮球、武术和跳箱（通常在 HIIT 课上做）等运动。可以先从小运动量开始，然后逐渐增加运动量。跳绳、跑步和慢跑也是很好的负重运动，而游泳和骑车则不是，二者都无法对骨骼产生足够的影响。

注意事项

吸烟会使骨密度降低 25%。

生菠菜中的草酸盐会与钙结合，影响钙的吸收，因此，不要每天吃生菠菜（注：嫩菠菜的草酸盐含量较低），或者简单蒸一下再吃，使草酸分解。

骨密度可以通过 DEXA 扫描测量，即便是有充分理由说明自己过早进入更年期的女性，从 NHS 体系中获得 DEXA 扫描检查的机会也是微乎其微。在这种情况下，患者会被转介给其他诊所或到私人诊所自费进行检查。

皮肤问题

皮肤问题和更年期前期似乎总是形影不离。激素、压力、睡眠质量差、酒精、组胺不耐受和饮食不健康都可能会影响到皮肤健康。

皮肤干燥

要想解决激素引起的皮肤问题，应把均衡饮食放在第一位，以便由内而外地滋养皮肤，但饮食并不是治愈皮肤问题的秘方。

有些不费脑筋的事情需要牢记：少吃油炸食品、精制糖和超加工食品（经过加工的食物，含有各种添加剂、色素和防腐剂），多喝水。可以服用 ω-3 补充剂（见第 14 章）来帮助身体补充水分。

其他需要记住的事项：

✿ 多吃含有不饱和脂肪的食物，比如鳄梨、油性鱼类（见第145页）、橄榄油、坚果和子类食品。

✿ 均衡的血糖水平（见第134页）对于保护皮肤健康至关重要。长期血糖偏高与晚期糖基化终末产物（AGEs）有关，有证据表明，AGEs会破坏胶原蛋白，加速皮肤老化。

✿ 尽管胶原蛋白补充剂很受欢迎，但并没证据能够表明它可以增加皮肤中的胶原蛋白含量。胶原蛋白一经摄入就会被人体中最需要胶原蛋白的部位吸收分解，也就是说，它根本到不了鱼尾纹那里。因缺乏证据支持，对于暗示胶原蛋白有助于保持肌肤年轻态的广告，英国广告标准管理局（ASA）已经予以批评。

✿ 维生素D能促进皮肤细胞更新，且已有证据证明其能改善皮肤干燥、牛皮癣和湿疹等皮肤问题。（有关剂量和制剂，请见第218页。）

✿ 可以试着服用三个月ω-7补充剂（又称沙棘油）和/或优质的低分子量口服透明质酸。二者都有补水、锁住细胞水分的功效，因此还可能有改善骨关节炎、眼干和阴道干涩问题的作用。

组胺不耐受、皮肤瘙痒和激素

组胺是人体中天然存在的一种化学物质，也是人体免疫系统的重要组成部分。组胺参与人体的抗炎反应，帮助清除人体中的刺激物（比如花粉）和入侵者，同时还有重要的促进胃酸分泌和促消化作用。组胺水平正常对于维持人体健康有重要作用，但若有过量组胺无法排出体外，在人体内积累就会引发各种问题。

很多女性都发现组胺不耐受问题在激素产生波动时会越发明显。个中原因有很多，其中最重要的原因就是雌激素会刺激组胺，反之亦然，因此如果雌激素水平飙升（这在更年期前期很有可能），你很可能就会

240毫克钙大致相当于:

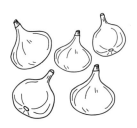

5 个无花果干

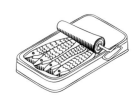

1/2 罐（60 克）沙丁鱼

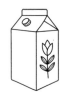

200 毫升强化植物奶

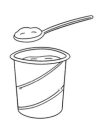

150 克天然酸奶

30 克硬质奶酪

200 毫升牛奶

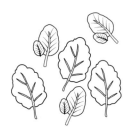

8 汤匙蒸羽衣甘蓝

75 克豆腐

（检查标签，确保是"石膏"豆腐）

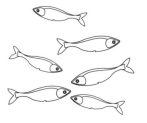

35 克银鱼

感受到组胺的作用。

　　高组胺症状与过敏反应类似（也称为"假性过敏"），如皮肤瘙痒、眼痒、流鼻涕、对花粉等过敏原过敏、恶热、红斑狼疮恶化、偏头痛、荨麻疹、皮疹、心悸、关节疼痛、头晕、肠易激综合征和恶心，此类症状会反复发作。此外，还有一些女性发现多年未发作的过敏和不耐受症在更年期前期又突然卷土重来，这很可能就是组胺导致。

　　如果你怀疑有组胺问题，可以从以下三方面考虑：

1. 有些食物的组胺含量较高，还有些食物会刺激人体释放组胺。下面列出了一些组胺含量较高的食物，请记住，由于每个人对组胺的反应都大不相同，因此针对不同人的这一列表可能会截然不同。食物的组胺含量取决于其成熟程度、储存方式和加工程度。

❀　成熟干酪（如帕尔马干酪）。

❀　骨头汤。

❀　腌肉：意大利腊肠、火腿、香肠。

❀　烟熏和罐头鱼。

❀　贝类。

❀　柑橘类水果：橙子、酸橙、柠檬、葡萄柚。

❀　其他水果：香蕉、木瓜、菠萝、草莓、猕猴桃。

❀　蔬菜：茄子、西红柿、菠菜、鳄梨、芝麻菜、蘑菇、罐头蔬菜。

❀　黑巧克力。

❀　发酵食品：发酵乳、酸菜、酸奶、康普茶。

❀　酒精。

❀　剩饭剩菜（不新鲜的食物）。

✿ 长时间存放的坚果/子类食品。

✿ 奶制品（绵羊奶、山羊奶和A2牛奶的耐受性较好）。

✿ 醋。

✿ 酵母。

✿ 红茶和绿茶。

2.DAO（二胺氧化酶），是肠道天然分泌的一种酶，一旦完成自身任务，DAO就开始分解组胺。有些女性体内的DAO水平较低，或者分泌量较少。人体内的DAO酶大多是由肠黏膜合成，因此维持肠道健康和缓解压力都能显著减少组胺水平。

小贴士：

✿ DAO酶的合成需要大量的铜（动物肝脏、香菇、绿叶蔬菜、牡蛎）、维生素C（每天分3～4次服用，共250毫克）和所有B族维生素，尤其是维生素B_6。你还可以购买DAO补充剂，但是价格比较贵。DAO补充剂需要在吃富含组胺的食物之前半小时服用。

✿ 镁（见第215页）也很重要。

✿ L-谷氨酸（每天500毫克）和槲皮素（每次500毫克，每天两次）都可以抑制组胺活性。二者都有补充剂出售。

✿ 肠道有益菌群可以分解组胺（见第12章）。

✿ 通过HRT疗法调节孕激素水平，有助于抵消雌激素的促组胺分泌作用，但HRT也会提高雌激素水平，有可能会加剧组胺不耐受症状。每位女性的反应都各不相同。很多组胺不耐受症状都会与更年期前期症状交叠，让情况变得扑朔迷离。如果你怀疑自己组胺不耐受，在和医生讨论HRT时一定要将此事告知医生。

❀ 酒精、抗抑郁药和止痛药（如布洛芬）会影响人体分解组胺的
  能力。

❀ 组胺不耐受检查是出名的不靠谱。

❀ 饮食要永远放在第一位，但是也可以用非处方药（抗组胺药）和处
  方药（H2受体阻滞剂）来缓解症状。

❀ 携带基因变异（AOC1）的女性更容易出现组胺不耐受（可以通过
  DNA检查发现）。

3. 坚持写症状日记，找出你的诱因，也可以根据营养师的建议通过排除
   饮食法找出过敏原。更多有关组胺不耐受的信息，请登录网址www.
   histamineintolerance.org.uk了解。

痤疮

　　青春期与更年期前期最明显的一个相似之处可能就是皮肤问题。更
年期前期激素水平剧烈波动，导致皮肤变油、易长痘、难打理，青春期
的孩子们也会有这样的问题。毛孔堵塞让原本就压力重重的特殊时期雪
上加霜，很多女性都因为皮肤不够干净光洁而感到不自在。

　　如果你是一位痤疮患者，我们几乎可以肯定你已经尝试（或者有人
建议）通过少吃乳制品来调理了，但这种方法只对少数女性有用，因此
还有待进一步探索，目前对大部分女性来说效果不大。更年期前期的痤
疮问题往往是因为雌激素和孕激素水平下降后，睾酮等雄激素作用突显
所致。这种情况在患有多囊卵巢综合征的女性中比较常见，在激素不稳
定的更年期前期女性中也相当常见。我们的建议一如往常：坚持以天然
食品为基础的均衡饮食（即不依赖加工食品），摄入充分的水果蔬菜，
同时大量饮水。肠道健康也很关键（见第12章）。我们认为，精制高糖

食物可能会诱发痤疮，而多吃富含锌的食物，比如贝类、鸡蛋、南瓜子、鹰嘴豆和菜豆，或每天服用 10 毫克锌补充剂、连服三个月，能够产生抗炎效果，但这也不是灵丹妙药。

如果你饱受痤疮困扰，最有效的方法就是使用护肤品（见第 65 页），也可以用处方药膏 / 凝胶（如阿达帕林、痘克凝胶）或服用一个疗程的抗生素（比如赖甲环素或红霉素）。此外也可以咨询医生是否可以服用安体舒通（一种抗雄激素药），情况比较严重时需口服异维甲酸（罗可坦抗痤疮药），这种情况需要看皮肤科医生。

头发稀疏

由于头发不是人体的必需组织，因此它是人体中最后接受营养的部位，也是最先被剥夺营养的部位，只要有营养不良的情况，即便很轻微，也会对头发产生负面影响。为满足头发生长的需要，每天至少应吃一份手掌大小的蛋白质（头发的组成成分）以及一份复合碳水化合物。此外，铁也是头发生长的必需物质。

人们最常提到的脱发补充剂是维生素 B_7，也叫生物素。尽管称其对一些女性有作用，但相关证据并不充分。值得注意的是，生物素补充剂对脆甲有更加实质性的改善效果，因此如果同时有脆甲问题和头发问题，可以考虑服用生物素补充剂。如果不用补充剂，也可以从很多食物中摄取生物素，比如毛豆、鸡蛋、杏仁、燕麦、花椰菜和香蕉。

改善方法：

✿ 过度造型和加热理发设备对头发的危害都非常大。

✿ 不要用力向后拽头发；尽量用柔软、不缠头发的头绳。

✿ 每天晚上做一次五分钟的头皮按摩。

✿ 米诺地尔（又称倍健）是一款处方药，它是通过促使血液流向毛囊来刺激头发生长。该药有可靠的临床数据支持，但是只有你用了才知道效果。

✿ Viviscal补充剂以几项临床试验为依据，有治疗脱发和加速头发生长的作用。Viviscal需要六个月的时间才能见效，因此使用此药需要相当大的耐心并做好预算。

✿ 用毛巾擦头发、梳头发时动作要轻柔。

阴道干涩

阴道干涩是无法通过饮食治愈的。这种问题的首选疗法应当是局部雌激素疗法（见第 22 页），该疗法不仅安全，而且效果很好。饮食方面需要保证摄入充足的水分和大量的健康脂肪。

阴道组织和面部肌肤一样，需要胶原蛋白发挥支撑、保湿和塑形作用。维生素 C、充分的蛋白质、锌和维生素 E 也有很重要的作用。在补充剂方面，一项针对 116 位女性开展的小型研究发现，每天服用 3 克沙棘油（ω-7），连服三个月，能改善阴道干涩的情况。

本章内容总结

✿ 饮食会对更年期前期症状产生显著影响。

✿ 确保饮食中含有三大关键营养素：蛋白质、纤维和脂肪，可以预防焦虑和情绪波动。

✿ 大脑的60%都是脂肪，因此健康饮食可以加入坚果、子类食品和鳄梨等食物。

✿ 保持身体水分：身体水分仅下降1%就会影响到大脑清晰思考的能力和行为表现。

✿ 检查一下血清铁蛋白（铁）水平，尤其是在出现疲劳、心悸、口腔溃疡反复发作或头发稀疏的情况下。

✿ 坚持写症状日记或利用应用程序记录发作情况，从中找出偏头痛的诱因。

✿ 潮热的最常见诱因是咖啡因、酒精、压力、辛辣食物和吸烟。

✿ 你的钙摄入量足够吗？为了维护骨骼健康，50岁以下人群每人每天需要摄入700毫克钙，50岁以上人群每人每天需摄入1200毫克钙。

第12章
聪明的肠道

良好的肠道菌群对于维持人体健康的重要
性再怎么强调也不为过。

　　　　肠道健康已经从热门话题变成了现代医学不折不扣的必要
组成部分。毫无疑问，寄居在人体肠道中的有益细菌与人的幸
福和健康密不可分。那么，肠道对更年期前期症状有什么影响
呢？答案可能超乎你的想象。在本章中，我们将为大家介绍肠
道及肠道内的微生物都为人体和人体内的激素做了哪些工作，
以及如何通过简单易行的饮食方案和生活习惯来优化这些工作。

　　肠道健康不仅仅是指消化多少食物、从食物中吸收多少营养以及消
化吸收的功能有多好，尽管这本身对体力、心脏健康和洁净肌肤而言至
关重要。除此之外，肠道还负责清除老化的激素，合成某些维生素，抵
御潜在的有害病原体以及影响情绪、大脑功能甚至是体重。诸多无可辩
驳的证据表明，良好的肠道菌群对于维持人体健康的重要性再怎么强调
也不为过。

究竟什么是"肠道"

肠道是一条消化管,自入口(胃幽门)至出口(肛门)共长9米。肠道内部寄居着数以万亿计的细菌、真菌和病毒(合称微生物群),其中大部分生活在大肠中。这些小小的房客通过用各种方式保护人的生理与心理健康来赚取生活费;它们会向人体发出饥饿信号,帮助人体抵抗感染、合成维生素 K 和维生素 B_{12}、影响 GABA(具有镇静作用的神经递质),甚至决定了人体要吸收多少药物。因此自然而然地,我们无论如何也要确保肠道微生物茁壮成长。那么,具体要怎么做?

维持肠道微生物平衡

虽然肠道特别复杂,但我们可以通过调整饮食和生活习惯来影响它。对于陷入症状旋涡的更年期前期女性来说,这可是个好消息;最后,肠道健康是可以掌控在自己手中的健康。更好的消息还在后面:小小的改变就能大大地改善肠道状况。实际上,在某些情况下,通过调整饮食,数天之后有益的肠道菌群就会增加。如果微生物群因长期喝酒或长期使用抗生素等原因而失去平衡,有害细菌的数量超过了有益细菌,就会导致激素紊乱,引发炎症。

肠道健康与更年期前期症状

肠道健康是个很大的话题,老实说,科学家的研究只是触及其皮毛而已。我们来把范围缩小到与你有直接关系的区间内,请看一下更年期前期需要保护肠道健康的五个最重要的原因。

1. 大脑健康

肠道与大脑通过迷走神经相连，迷走神经是从脑干向下穿过横膈膜进入肠道的一条双向沟通渠道。你可以把它想象成一条纤维光缆，大脑和肠道就是通过这条光缆互通有无的（即肠脑轴）。我们认为，这就是我们激动时会神采飞扬，紧张或有压力时会冲向厕所的原因。这种联系是如此紧密，以至于人们有时会将肠道称为第二大脑，而科学家认为，人们一直认为病根在大脑上的焦虑症、抑郁症和痴呆等疾病实际上可能与肠道有关。

2. 情绪

虽然我们刚刚研究出肠道健康与情绪之间的关系，但我们有一点很确定，那就是人体内的快乐激素血清素大约有 90% 都是在肠道内合成和储存。虽然肠道内的血清素无法进入大脑，但科学家认为，它会对人体的其他部位产生巨大影响。研究表明，某些肠道细菌菌株能够促进人体生成色氨酸（见第 111 页），因此，好的肠道细菌是人获得幸福感和满足感的必要物质。

3. 雌激素平衡

肠道细菌还有调节雌激素水平的作用。科学家认为，雌激素组（Estrobolome）是指有助于调节人体内雌激素水平的一组细菌。这些细菌失衡可能会导致自由态雌激素过少或过多，增加与雌激素相关的健康问题，比如子宫内膜异位症、多囊卵巢综合征，可能还有乳腺癌。研究人员认为，雌激素组可能还会影响体重、情绪波动和性欲等更年期前期症状。

有新的研究指出，良好的肠道健康可能有促使代谢的雌激素从粪便中排出的作用。粪便中含有多种物质，如未消化的食物（纤维）、毒素和雌激素（在女性处于更年期前和更年期前期的情况下）。假设人体无法有效排出这些雌激素（比如长期便秘或有肠道健康问题的人群），这些雌激素会重新被人体吸收，导致雌激素水平增加，进而引发相关症状。目前有关这方面的证据并不充分，为了评估肠道菌群与自由态雌激素的确切关系，还需做进一步研究，尤其是研究其减少更年期后期女性因激素引发的乳腺癌风险的作用。尽管如此，有一件事是非常明确的：纤维对于维持女性激素健康有着极其重要的作用。

4. 免疫系统的健康

人体 70% ~ 80% 的免疫系统位于肠道内壁。这些细胞就像是人体的保镖，把潜在毒素拒之门外，只让人体真正需要的蛋白质和分子进入体内。有时候这个过程会出错，继而引发过敏和自身免疫疾病，比如桥本甲状腺炎（自身免疫系统攻击甲状腺的疾病）和乳糜泻，一些研究人员据此认为，患有此类疾病的人同时也会有肠道屏障功能障碍。其中的确切机制尚不明确，但我们知道，处于更年期前期的女性患自身免疫疾病和过敏症的概率显著增加，原因可能就是雌激素对肠道菌群产生了影响。

5. 体重

许多研究都表明，肠道菌群多样性不足与肥胖、胰岛素敏感性降低和体重增加有关。虽然我们还不知道完整原因，但是我们认为，其部分原因是因为肠道具有合成丁酸盐、乙酸盐、肽 YY 和胰高血糖素样

肽 -1（GLP-1）等化学物质的作用，而人体正是利用这些物质向大脑
传递饥饿或吃饱的信号。由此我们可以得出结论：改善肠道菌群可能有
助于减肥。目前已有研究指出，某些细菌菌株与体重管理有关。普氏菌
（Prevotella）和阿克曼氏菌（Akkermansia）是人们了解最多的两种菌属，
应当注意，大部分研究都是在老鼠身上而不是人类身上开展。这些细菌
现在还不能装入瓶中储存，因此我们需要从食物中摄取。

普氏菌存在于含有大量植物性食物的饮食中（尤其是复合碳水化合
物、水果和蔬菜），而阿克曼氏菌喜欢享用 ω-3 脂肪酸和蔓越莓、葡萄、
石榴、覆盆子和红莓汁等水果。对于肠道健康而言，所有的植物性食物
都是有益的，且越多样化越好。

小改变，大成就

好消息是，肠道菌群可以通过调整饮食在短短几天内发生改变。我
们所说的是微调饮食，而不是彻底颠覆以往的饮食习惯。我们的建议
是，去做你现在觉得现实的事——可以从下页表中选择一项或两项做出
改变，当这些改变融入日常生活，形成习惯后，再选择下一个改变目标。
如果其中所列的所有事情现在看起来都很难办到，可以简单地先多吃几
份蔬菜水果，一周后再回来看下表，此时你的状态会更好。

益生元概览

益生元是指肠道微生物赖以生存的纤维（来自植物）。最有名的益生元是菊粉、FOS（低聚果糖）和GOS（低聚半乳糖），许多蔬菜、水果、谷物，甚至是茴香茶等食品中均含有此类益生元。这只是主张增加饮食中植物性食物数量和多样化的众多论据之一。你也可以通过补充剂补充益生元，但增加益生元摄入量最有效的方式还是从食物中获取。以下是几种益生元含量最丰富的的食物：

- 菊芋
- 洋葱
- 韭菜
- 秋葵
- 大蒜
- 蘑菇
- 菊苣根
- 甜菜根
- 芦笋
- 香蕉（越青越好）
- 杏子
- 油桃
- 石榴
- 沙棘果
- 茴香和茴香茶
- 坚果（杏仁、腰果、榛子、开心果）
- 谷物（燕麦、黑麦、斯佩尔特小麦、酸面团）
- 豆类（扁豆、奶油豆、鹰嘴豆）

如果你已经准备好迎接挑战，可以按照下面的八种方法来改善肠道健康：

1. 多吃植物性食物

美国肠道计划（American Gut Project）发现，每周吃至少30种植物的人群其肠道菌群更加多样化。请记住，菌群更加多样化意味着雌激素水平更加平衡、免疫力更强、皮肤健康更佳、营养吸收更有效和血糖控制更理想。这对更年期前期女性来说可是个大喜讯。

最后一点尤其重要，因为血糖平衡（见第134页）会影响到人的情绪、体力和食物上瘾行为。但是也不要太过纠结这些数字：30种植物只是一个参考指标，不是黄金标准。所有水果、蔬菜、香草、香料、坚果、子类食品和全谷物都可以算作植物性食物。可以把它们记到手机上。另外，还可以鼓励家人参与进来。早餐是增加植物性食物摄入种类的好机会，比如早餐吃燕麦粥、蓝莓、葵花子和少许肉桂，这就是四种。请注意，为了菌群更加多样化（持续增加植物性食物种类），你要变着花样吃，比如第一天吃覆盆子和南瓜子，第二天吃草莓和核桃；第一天吃燕麦粥，第二天则换成荞麦、燕麦或奇亚子。

2. 多吃发酵食品

有一点你可能不知道，那就是你体内的肠道微生物自你出生起就在你体内定居了。你的出生方式（阴道分娩或剖腹产）、是否母乳喂养、生活习惯、环境、用药史，甚至还有和你一起生活的宠物共同作用形成了你肠道内的菌群数量和菌株类型。抗生素、酒精、压力、营养不良、年龄和睡眠不足都会对你的肠道健康产生负面影响。

虽然截至目前还没有人开展过具体的研究，但我们认为，发酵食品含有与肠道细菌类似的有益菌，因此，我们可以通过多吃发酵食品来增加肠道内的有益细菌。开菲尔（发酵酸奶）、活性酸乳、味噌（用发酵大豆制作的一种酱）、韩国泡菜（发酵而成的辛辣蔬菜）、德国泡菜（发酵的卷心菜）、康普茶（一种碳酸发酵茶）、腌菜和日本食品纳豆（发酵的大豆）都是维持肠道微生物多样性的好方法。究竟有多少微生物能完整地到达肠道还是个未知数，但发酵食品美味可口、价格实惠（很多都可以在家做）、购买方便（去当地超市的冷冻货架购买），而且对人无害，多吃一些也无妨。

自制开菲尔酸奶

所需材料：

- ✿ 两个500毫升大玻璃瓶。
- ✿ 开菲尔粒（我们喜欢在everygoodthing.co.uk上购买，网上还有其他很多卖家）。
- ✿ 0.5升全脂牛奶（最好是有机牛奶）。
- ✿ 小筛子或过滤器。

取一茶匙开菲尔粒放入一个玻璃瓶中，再倒入牛奶。盖上盖子，然后放到温暖的地方发酵（烘衣柜效果就非常好）。24小时后，牛奶凝固，看起来会变得更坚实，用小筛子或滤网将其过滤到另外一个玻璃瓶中（开菲尔粒可以收起来重复利用）。这就是你的自制开菲尔啦！它可以在冰箱里面保存七天左右。

把发酵所用的玻璃瓶清洗干净，再次倒入开菲尔粒和 0.5 升新鲜牛奶，就可以制作下一瓶开菲尔啦！如果暂时不想继续做了，可以把开菲尔粒送给其他人。他们用过之后再给你！或者，也可以在开菲尔粒上洒一点牛奶，然后放入冰箱保存，需要用时再拿出来，在冰箱中最多可以存放七天。你可能会发现，经过几次发酵之后，开菲尔粒变多了。这是好事，说明它们很开心。当开菲尔粒翻倍之后，可以分一半给朋友，或者冷藏以备后续使用。

美味提示：开菲尔的味道需要慢慢习惯，而且自制开菲尔与商店购买的开菲尔口味会截然不同。可以将其加到冰沙、隔夜燕麦或奇亚布丁中食用，也可以加点蜂蜜或枫糖增加甜味。

如果你以前没有吃过发酵食品或有肠易激综合征症状，开始时可以每天先吃一汤匙，然后慢慢加量到 150 毫升左右。

3. 增加饮食中的益生元食物

益生元是肠道微生物的食物（主要是纤维），含有益生元的植物性食物（见第 188 页方框中的内容）有成千上万种。摄入充足的、不同类型的纤维能促进肠道微生物繁殖。凡是与纤维有关的食物，都要从少量摄入开始，要慢慢适应、增强耐受性。菊粉是从菊苣根中发现的一种益生元，与人体的胃饥饿素（传递饥饿信号的激素）和瘦蛋白（发出吃饱信号的激素）分泌情况有关。这两种激素在健康体重管理中发挥着重要作用。你可以在网上购买 250 克袋装菊粉，然后加到粥、冰沙或热饮中食用；味道微甜。

4. 让肠道微生物充分休息

即便是世上最好的饮食，也无法挽救睡眠不足对肠道微生物多样性的影响。因此，与其花钱买补充剂、买手工康普茶，不如先改善自己的睡眠质量。睡眠障碍会影响肠道细菌的自然节奏，有研究表明，哪怕只有两天睡眠不足，也会严重影响到肠道细菌的健康。睡眠不好还会增加炎症的发生概率，而这又可能会增加肠易激综合征和胃酸反流等疾病的发病率。睡眠与肠道微生物是互相影响的，也就是说，睡眠不足会影响肠道微生物，而肠道微生物失调又会影响睡眠。请参阅第 8 章了解拥有好睡眠的方法。

另一个让肠道微生物得到充分休息、改善其健康状况的方法就是禁食。我们所说的不是绝对禁食，而是只需在 12 小时（包括隔夜）内不吃东西即可。有证据表明，禁食能增加阿克曼氏菌（该细菌有维持健康体重、提高胰岛素抵抗的作用）的数量，进而改善反流等问题。

5. 缓解压力

很多女性都发现，随着压力激素升高，她们的胃肠道健康状况会恶化。在雌激素的诸多任务中，有一项是使皮质醇水平维持在较低水平，因此雌激素水平下降时，皮质醇则会升高，压力也会增大。这意味着消化过程会减缓，如果同时在服用铁补充剂、甲状腺药或抗抑郁药，情况会进一步加剧。皮质醇水平偏高时，人体会自动把消化放在次要位置，从而加剧消化功能紊乱问题，使人（及其周围的人）生活不适。值得注意的是，咖啡因和酒精都会加重压力，而锻炼和运动可以缓解压力（见第 13 章）。

6. 小心添加剂

虽然大部分人工增甜剂和乳化剂都通过了食品安全认证，但是这些添加剂对人体肠道细菌的影响仍未可知。经过动物试验研究指出，阿斯巴甜、糖精和三氯蔗糖等代糖会对肠道菌群产生负面影响。某些乳化剂，比如羧甲基纤维素（CMC）、聚山梨酯 -80（P-80）、瓜尔胶和卡拉胶（通常存在于人造黄油、加工肉类、保鲜膜和面包产品中），会损坏肠壁内膜。虽然这并不能说明其对人类健康有同样的不良影响，也不能说明所有添加剂都"有害"，但是我们有必要引起注意，并且尽量减少摄入添加剂。

7. 别饿着你的微生物

人们很容易受社交媒体上流传的最新饮食法影响。鉴于饮食涉及肠道健康，所以选择饮食方案时一定要慎之又慎，尤其是你想戒掉某种食物时。影响最明显的一种就是碳水化合物。人体有许多与肠道相关的功能需要优质碳水化合物才能进行，包括生成血清素，血清素是塑造人类情绪和幸福感的神经递质。碳水化合物还是非常好的纤维来源，能让肠道细菌大快朵颐。饥饿的肠道细菌没有生产力，不会繁殖，也没有最佳的生存条件。你可以想尽办法来控制碳水化合物的摄入量和质量，为了你的肠道健康，请不要彻底戒掉碳水化合物。

8. 出"奇"制胜

植物素（即植物化学物质）具有很强的抗氧化（抗病）性，能预防细胞损伤、早衰和炎症。植物素就是赋予果蔬颜色和气味的物质。果蔬中的"歪瓜裂枣"虽然形象欠佳，但植物素含量更高，因此购买时可以选择那些长相奇奇怪怪的果蔬。

植物素的种类有数百种，其中我们了解最多的是多酚。多酚不是必要的膳食营养成分，但在健康与营养领域越来越受关注，尤其是在涉及肠道健康问题时。这是因为，肠道细菌消化多酚时会生成多种化合物，而这些化合物有提高记忆力、减轻炎症等多重功效。最常见的多酚存在于各种植物性食物中，如香草（干的和新鲜的）、香料和黑巧克力。

多酚含量丰富的食物包括鼠尾草、百里香、姜黄、生姜、肉桂、牛至、绿茶、红茶、可可、红酒、蓝莓、黑醋栗、樱桃、黑莓、草莓、覆盆子、梅干、苹果、亚麻子、榛子、山核桃、杏仁、橄榄、菊苣、红洋葱、菠菜、黑豆、白豆、西蓝花、芦笋和特级初榨橄榄油。

粪便和放屁：

要讲肠道健康，就不能不谈大便。不管你信不信，排便习惯在很大程度上反映了你的健康状况。当然，这个话题不适合在吃饭的时候谈论，但是我们需要用更开放的心态来审视我们的大便：从颜色到黏稠度。想了解更多吗？

✿ 人人都会放屁：每天15～20次完全正常。

✿ 增加了纤维摄入量后，放屁次数也会增多。这只是肠道细菌在正常工作而已。

✿ 硫黄味（蛋腥味）的屁可能是因为摄入了高蛋白（有时乳清粉会导致放屁）、十字花科蔬菜（羽衣甘蓝、球芽甘蓝、卷心菜、西蓝花是最常见的"罪魁祸首"）或酒精。

✿ 如果你怀疑自己的屁与食物不耐受有关（你是在摄入奶制品后出现的症状），可以去咨询专业人员。

✿ 虽然我们通常认为每天一次大便是健康的，实际上每天三次到每周三次都算作"正常"。关键是对你来说怎样才是正常的。如果排便习惯发生变化（变化持续两周或以上），要及时就医。

✿ 大便的颜色应为中褐色至深褐色，形状类似香肠。请注意，甜菜根常常会使大便变红，而铁补充剂会使大便变黑。

✿ 人有压力时，身体会将供给消化系统的血液转移给其他部位，导致消化功能减弱，而这有可能会导致便秘（见第160页）。而对某些人来说，压力会起到相反的作用，即增加肾上腺素水平，最后导致腹泻。

✿ 正常排便后应当有一种满足感，即感觉体内的大便彻底排空了。最佳排便姿势：坐在马桶上时膝盖要高于臀部，因此双脚最好踩在小板凳上。如果你经常感觉还有很多粪便要排却总是排不出来，可能是因为有脱垂问题。如果有此疑问，尤其是在你有其他症状的情况下，要咨询你的全科医生或妇科理疗师。

出现如下危险信号，应该去看医生：

✿ 不明原因的腹胀或长期腹胀。

✿ 便血。

✿ 肠易激综合征症状持续超过两周。

✿ 排便习惯发生变化。

✿ 疑似乳糜泻。注意：做乳糜泻检查前，要连续六周食用麸质。

益生菌补充剂

现在人们往往过于神化肠道健康，这会使你陷入一种误区，让你认为需要购买大量昂贵的补充剂和益生菌，而这些东西大多时候都是不必要的。实际上，临床数据仅仅支持在少数情况下使用益生菌：主要是肠易激综合征、旅行者腹泻（假期肚）和经过抗生素治疗之后。益生菌有很多种类型和制剂，主要是胶囊和补充剂。选择补充剂时，要检查标签，看看是否含有大量的 CFU（菌落形成单位），理想情况下，CFU 应为 100 亿～200 亿，因为大部分有益菌会在通过消化道的时候丢失。此外，还应看一下制药商的声明是否有独立的临床试验支持。一些更通用的品牌在上述症状的临床试验中取得了积极的效果，这些品牌有 Aflorex、Symprove、OptiBac、Bio-Kult 和 VSL#3。益生菌补充剂要正确储存，一些产品需要存放在冰箱中，因此要注意看标签。

很多客户都想知道是否有必要做粪便检验来了解微生物多样性的情况。这种检验虽然有趣，但是很贵，而且由于人体内的肠道细菌瞬息万变，寿命也不长，再加上饮食的变化，一周后再检测的结果与一周前会截然不同。

益生菌并不是对每个人都有效，但总体上来说是安全的。可以试着服用 8～12 周，然后通过写日记的形式观察它们是否改善了你的症状。如果没有，可以试试其他方法。

乌切那的故事

我的生活忙忙碌碌，平时一直是四处奔波，还要定期飞往国外。我的饮食很健康，也不喝酒，但是早在 20 多岁的时候，我就已经出现了一些轻微的消化问题。进入更年期后，我的症状发展成了典型的肠易激综合征，后来我把所有的流行饮食和补充剂都尝试了一遍。我的全科医生给我开了解痉灵，这是一种用来治疗胃和膀胱痉挛的药。吃了这种药之后，我出现了严重的恶心反胃情况。我甚至花了一大笔钱去做结肠排毒，过程不仅十分难受，还让情况越发糟糕。

在一次董事会会议上，正在做报告的我突然冲进了厕所，恰好那时一股强烈的潮热来袭，简直让人心惊肉跳。这件事情过后，我去咨询了营养学家，原以为她会罗列一大堆食物打发我走，结果我们第一次见面甚至都没谈到食物，而是只谈了压力与肠易激综合征之间的关系。在那之前，我都不知道我的工作、手忙脚乱的生活再加上激素变化带来的压力都会诱发肠道问题。现在我减少了高强度的日常锻炼（这其实是一种额外的压力源），转而去多做一些强度比较小的运动，比如瑜伽。我还得习惯跟踪分析我的排便情况，但情况肯定是好转了很多。大约三个月前，我开始吃益生菌胶囊，每次出差时也会备上一些。有了它，我的日子好过多了。

本章内容总结

✿ 身形小巧，作用巨大：增加体内的有益微生物，对改善健康有巨大的好处。

✿ 简单的就是最好的：要使肠道健康，就要多吃纤维、发酵食品，饮食要多样化，多注意休息，多锻炼身体。

✿ 素食：改善肠道健康最重要的方法就是多吃素。

✿ 知道自己的正常排便情况：一旦排便情况出现异常，要及时就医。

✿ 补充剂：益生菌不是灵丹妙药，但对大部分人来说都很安全。

✿ 出"奇"制胜：奇形怪状的果蔬，其多酚含量更高。

第13章

让身体动起来

未来的你是什么样，取决于你从今日起走
的每一步，哪怕只是一小步。

　　你知道吗？在对健康影响最大的因素中，缺少锻炼的危害
仅次于吸烟。对许多更年期前期女性来说，尽管她们知道多锻
炼的种种好处，但她们一旦累了、心情不好或没有时间了，放
弃的第一件事就是锻炼。在本章中，我们将就锻炼身体能为更
年期前期女性带来哪些好处进行探讨。除此之外，我们还会讨
论为何负重训练应当按照"处方"进行，为何无须参禅就可以
享受瑜伽，以及为何说什么时候开始锻炼都不晚。运动的美妙
之处就在于，不论你选择什么类型的运动，全都作数。你永远
也不会为此后悔。

有一个重要的研究机构详细说明了运动对更年期前期女性的影响。
我们知道，定期锻炼有助于缓解僵硬、疲劳、注意力不集中、睡眠质量
差和易怒问题。虽然最终结果还不确定，但有一些研究表明，运动，尤

其是力量训练，能减少潮热的发作概率，对于健康状况尚好的女性效果尤其好。

运动的短期益处包括增强耐力、新陈代谢和体力，强壮肌肉、关节和骨骼，缓解压力，改善认知功能和睡眠质量。无论是在人生的哪个阶段，运动对人的这些影响都堪称深刻，而对已经感受到更年期前期影响的女性来说关系尤为密切。运动的好处还不限于此。长期定期锻炼还能改善诸多慢性疾病的预后，包括癌症、心脏病、脑卒中、高血压、2 型糖尿病、肥胖症、骨质疏松症和抑郁症。此外，哈佛大学的研究人员还指出，每天锻炼身体 15 分钟可以使人的寿命延长 3 年。

如果说从中可以得到什么结论的话，那就是体育活动能让人健康地老去。运动使我们充满活力、身体强壮、精力充沛，还能提高我们对呼吸道感染等各种疾病的免疫力。

根据世界卫生组织（WHO）的数据，每天做 30 分钟的体育活动可将早逝概率降低 20% 左右。实际上，根据 WHO 的数据，生活中缺乏锻炼是人类的十大致死原因之一。那么，为什么我们还是如此抗拒锻炼呢？

许多人不爱锻炼的症结在于锻炼这个概念本身。也许，"锻炼"一词需要重新进行定义。在很多人的印象中，锻炼要么是繁重而又艰苦的健身课程，要么是在跑步机上单调地跋涉数小时，而对锻炼的这种负面印象在很多人的脑海中根深蒂固。令情况雪上加霜的是，科技的发展为我们提供了诸多便利，让我们不想动的时候就可以不动；但我们必须选择动。想要符合 NHS 体系的标准，我们必须做出极大的努力，而我们往往不是天生就擅长这些。下面给出了一些建议，可以帮助你改变心态，找到让锻炼变得更有趣的方法：

❀ "一心二用"：一边锻炼，一边听播客和有声书学习。

✿ 从音乐中寻找动力：创建一个音乐列表，专门收藏让人一听就热血沸腾、禁不住想运动的音乐。

✿ 把运动拆分成几个时间段，分散到一天当中去：享用"运动快餐"。

✿ 坚持写锻炼日记，把它当成一次无法改期的约会。

✿ 邀请朋友一起运动，这有助于提高责任心。

✿ 选择你喜欢的运动方式；没有一刀切的解决方案。

✿ 有氧运动和负重训练换着做，保持新鲜感。

✿ 参加跑步团，注册报名参加公园跑等活动（公园跑是指每周六上午在当地公园举办的五公里跑步活动，参赛者不限年龄、不论实力，所有人都可免费参加），还可以加入附近的骑行俱乐部。

✿ 设定每日小目标。大量科学数据表明，运动的频率很重要。

年龄越大，越不能松懈

长久以来，人们一直认为生活中要放慢脚步，而到了"某个年龄"后，我们就不能再做以前常做的事了。这种看法并不对。女性现在的预期寿命是 83 岁，也就是说，女性的一生可能会有三分之一到一半的时间处于更年期后期。

现在我们为了改善健康所做的一切，都会极大地影响未来我们身体的强壮、健康和灵活程度。担心现在行动太晚的人，可以看看社交媒体上的名人琼·麦克唐纳（Joan MacDonald）。她踏上改变人生的健身之旅时已经 70 岁出头，现在的她能独自做引体向上和举杠铃。顺便说一句，她还通过健身停掉了降压药、降胆固醇药和胃酸反流药，甚至减掉了 27 千克体重。一位 70 多岁的女性都能如此，你就更不用说了。罗马不是一天建成的，要做到这些需要有耐心和毅力。我们的建议是什么？那就是：相信运动的力量，同时发自内心地喜欢运动。另外请记住，天道酬勤，付出才会有回报。未来的你是什么样，取决于你从今日起走的每一步，哪怕只是一小步。因此，让我们来看一下都有哪些锻炼方式可供选择。

我们应该做什么样的运动

对这个问题，人们的普遍共识是怎样都行，动得再少也好过一动不动。关键是找到你喜欢做、不觉得烦人的事情。锻炼身体贵在持之以恒。

对运动新手来说，唯一需要注意的就是要慢慢来，循序渐进：没有雌激素对肌肉（包括肌腱和韧带）的缓冲作用，我们很容易受伤。

请记住以上事项，然后我们来看看都有哪些运动可选。

散步

散步有诸多好处：免费、方便、简单、安全且不需要任何特殊设备，随时随地都可以做。可以说，散步是最容易被忽视的锻炼形式。散步的益处很多，其中最大的益处就是可以改善心脏健康（有氧代谢能力），而这反过来可以降低血压、降低皮质醇水平，此外，根据一项涉及 72000 名 40 ~ 65 岁女性的大型研究，散步还可以大大降低脑卒中风险，并将乳腺癌患病风险降低 14%。散步还有助于缓解炎症和降低血糖水平，改善抑郁问题。我们个人喜欢通过散步来激发创造力。在编写本书期间，笔者二人走过的路程有数百千米之多，我们散步只是为了保持头脑清醒、梳理思绪、获得动力——老实说，还为了拖延时间。

发现散步有助于激发创造力的人可不止我们两个，斯坦福大学（Stanford University）的研究人员发现散步能使创造力提高 60%。很多人都把每天步行 1 万步当作自己的目标，但这并没有真正的科学依据，人们选择这个数字，其实是因为它是个很圆满的整数。这个数字只供参考，以它为目标也好，想要超越这个目标也好，但不要过于强求，而且除非你有钱，否则千万不要买什么昂贵的穿戴设备。大部分智能手机都有内置计步器，用这个记录每天所走的步数足矣；一般来说，中速步行一小时相当于6000步。记录步数并非必要操作，但记录下步数之后就有了衡量进步与否的标准，你可以据此增加距离、速度、时间和坡度来不断超越自己。

说到速度，任何能让心跳加速的事情都会向肌肉和大脑输送额外的氧气和营养，因此，可以尝试加快步行的速率和速度，还可以加一些轻快的手臂动作。加大难度也能得到很好的锻炼：攀登陡峭的山坡、做弓步、腿部负重和穿插短时间的快速步行。荣誉也许只属于跑步，但散步对健康和健身的好处绝对毋庸置疑。

步行的好处：

✿ 促进人体分泌天然止痛药和情绪提升剂——内啡肽，从而改善情绪。

✿ 分散注意力，帮助缓解焦虑。

✿ 步行12分钟能提高自尊和幸福感。

✿ 步行30分钟就可以使脑源性神经营养因子（BDNF）增加30%。BDNF偏低与抑郁症和痴呆有关。

✿ 步行属于负重行走，因此对骨骼健康大有裨益。

✿ 步行可以降低呼吸系统疾病风险。一项1000名成人参与的研究发现，与久坐不动的人相比，每天步行30～45分钟的人生病的天数要少43天，得感冒和流感的概率也较低。

✿ 根据心理健康慈善机构Mind的数据，在大自然中散步可以改善情绪、缓解压力、减少生气次数和增加自信心——可以说是为更年期前期女性量身定做的运动方式。

负重运动（抗阻训练）

雌激素有许多重要功能，其中之一便是合成代谢，换句话说，就是雌激素有助于肌肉合成。希望你们现在已经明白，锻炼肌肉是你们所能做的最重要的抗衰老措施之一。肌肉量越多，体能越好，骨骼越健康，耐力也就越好，而且肌肉锻炼还有一个副产品，即能改善人的心理健康、增加人的信心。

此外，肌肉越多也代表静止期代谢能力越强，而这对体重管理有益（肌肉燃烧的能量是脂肪的三倍左右）。

大部分女性的肌肉量会随着年龄的增加而减少。女性会在 35 岁左右出现肌少症（肌张力和肌肉量减少），但是许多人一直到 40 多岁才发现这个问题。很多女性都发现不认识自己的身体了，她们抱怨自己的身体变得软弱无力、圆润无形，对锻炼的反应也变得更加迟钝。

造成这一问题的原因有很多。从 30 岁左右开始，女性每年都会流失大约 0.2 千克肌肉。这种损耗不仅见于肌张力（力量减弱），还发生在骨密度、身形和身体耐力中。从某种程度上来说，这是衰老过程中的必然现象，但激素水平下降也是其诱因之一：雌激素和睾酮都有重要的促肌肉合成作用。很多更年期前期症状还会影响女性进行锻炼的能力和动力。谁会在一晚上没睡好之后还去健身啊？不知不觉中，我们都被时光拖慢了脚步。

雌激素和睾酮对人体的促肌肉合成作用，需要从他处找回来，这时就轮到负重训练出场了。每周进行两次或三次负重抗阻训练（比如哑铃、健身器材、阻力带或自重），简直就是身体的一场变革。而且，负重训练需要持之以恒、不断挑战自我。为什么？因为人体对举重的反应是，上调肌肉修复机制，防止出现肌肉损伤，而这会使肌肉量不断增加（肌肉肥大）。为了取得明显成效，需逐渐增加训练强度和举起的重量。请相信我们，你的大脑、心脏、激素和骨骼都会受益于它，这种益处不是昙花一现，而是在未来数年持续发挥作用。补充一下，这里所说的负重训练并不是按小时计时，刚开始锻炼时，每次只需做 10 分钟或 15 分钟即可，日后再慢慢增加时长。

负重训练快速入门指南：

❀ YouTube 网站上拥有大量免费的自重和哑铃健身课程资源。如果是刚开始接触负重训练，一定要按自己的节奏来，并且每次运动前都要做热身和伸展运动放松身体。

❀ 买一些哑铃（1～5 千克，具体取决于自己目前的体能水平）、阻力带或腕踝负重带。这些器材可以从网上购买，也可以用装满水的大瓶子或装满书的书包替代。

❀ 先从低强度开始训练，然后逐渐增加强度，一定要坚持。

❀ 跟着私人健身教练（有陪练中年女性的经验）上几节课，掌握基础知识，建立信心。

❀ 不要害怕发胖——负重训练不会使人发胖（随便找个健美运动员问问，长胖可不容易）。

高强度间歇性训练（HIIT）

女性倾向于认为，随着年龄增长，她们需要更艰苦、更长时间的训练，同时还要少吃东西，但这样会使皮质醇水平升高，最终只会加剧更年期前期的各种症状。所以，放弃超长跑步和长达一小时的高强度训练吧！你需要的是短暂、剧烈的运动，能让心跳加速的运动。HIIT（高强度间歇性训练）更加有效，它有多种形式，但本质都相同，即一段时间的高强度训练＋一段时间的低强度训练或彻底休息为一轮，然后在一定时间内重复多次。

这并不是让你永远不要跑步，如果你喜欢跑步，而且跑步是你锻炼计划中的一个主要部分，那么一定要坚持下去。如果你在跑步机或人行道上奔波了许久之后，身体状况没有发生任何变化，那么你也许需要试试训练肌肉的运动方式。

典型的功能性训练动作，如立卧撑、蹲跳和俯卧撑，都是 HIIT 课程的重点，负重训练中的哑铃过顶上举和壶铃摆动也是如此。HIIT 的优势在于，如果时间紧张，可以在短短的 20 分钟内进行有效的全身锻炼。HIIT 的好处还有很多：从燃脂到提高耐力再到改善睡眠等等。毫无疑问，正确进行 HIIT 训练，能将你的健康状况提升到一个前所未有的水平。

但是，HIIT 训练也有限制。由于强度过高，HIIT 会使你心跳加快、血压升高、体温升高——实际上，它会使你处于急性（短暂）压力之下，为此你的身体会产生抗氧化剂，进行"格斗－逃跑反应"调节，合成用于修复损伤的蛋白质和酶。HIIT 训练会激活很多身体维护和修复机制，而且 HIIT 训练结束后出现的"后燃"效应——EPOC（运动后过量氧耗），会暂时加快新陈代谢速度。只要身体能在这种压力下快速恢复，那么这些影响就都是有益的。但是，对于正处于更年期前期影响最严重的时期，正在与心力交瘁、失眠和焦虑做斗争的女性来说，超高强度的训练只会使情况恶化；原因不仅是因为它会增加皮质醇等压力激素的水平，还因为睡眠不足会阻碍人体全面恢复。这会增加女性出现情绪波动、腰部脂肪堆积和极度疲劳的概率。因此，尽管 HIIT 有好处，但是在开始新的训练项目之前，一定要先把症状控制住，弄清楚自己的身体状况。如果感觉吃不消，就停下来，等身体恢复好了再继续。

瑜伽和普拉提

许多女性都主张通过瑜伽和普拉提来强健身心，因此，她们对NICE 指南将其列为真正的更年期前期治疗方案的举措大加欢迎。这两种运动各有各的优点，所用的技术和方法也各不相同，比如，有助于恢复健康的哈达瑜伽和普拉提核心床（Reformer）。

瑜伽和普拉提的好处在于，它们适用于任何人，关键是要找到适合自己的方法和教练。你可能需要多上几节课才能找到适合你的"那一个"，无论如何一定要坚持到底，你会有很多收获。

对于很多更年期前期女性来说，专注呼吸、聆听身体、放空头脑只是瑜伽和普拉提缓解更年期前期症状的一些方法。除此之外，两种运动还有各自的强身健体和塑身作用：定期练习阿斯汤加瑜伽或普拉提核心床的人会证实这一点。当然，练习瑜伽和普拉提对肌肉酸痛、消化不良、紧张、关节疼痛、盆底肌健康（性欲）和血压等问题也有好处。

觉得这些说法过于夸张的人可以了解下相关科学研究。2018 年的一项研究发现，在缓解症状方面，瑜伽和其他运动方式一样有效。另一项有 1832 名女性参与的研究发现，瑜伽能"显著改善睡眠质量"。除此之外，还有多项临床试验表明，瑜伽能缓解炎症、抑郁症、焦虑和肠易激综合征。普拉提有助于缓解腰痛、增加核心力量和整体柔韧性。

NEAT

NEAT（非运动性活动热消耗）是指我们日常生活中会有很多不需要刻意运动的行为，这些行为同样可以消耗能量，包括购物、园艺、清洁、去邮局收发邮件等，忘了拿东西匆忙上楼也算。NEAT 消耗的能量占人体总消耗能量的 15% 左右（工作对体力消耗比较大的人这一数值更高）。因此，虽然 NEAT 属于偶发性事件，但其对人体健康的影响不容忽视。即使是每天锻炼 1 小时，每周锻炼 5 次，也才有 5 个小时，才占一周时间的 3%。毋庸置疑，剩下的 163 个小时做些什么才是关键。顺便提一句，提高 NEAT 水平能使每天的热量多燃烧数百千卡，那么一周就可以多燃烧数千千卡。研究表明，增加 NEAT 活动的人体脂量要低于活动较少的人（见下页图）。

久坐不等于吸烟

久坐（研究指出每天坐八小时以上算久坐）有害人体健康，可能会导致过早死亡，还会使某些慢性病的风险增加 10% ~ 20%。说实话，久坐并不等于吸烟——有关久坐的危害不亚于吸烟的说法，都是在误导公众。然而，我们仍需警惕久坐不动对人体的潜在危害，如影响人体调节血糖、血压和分解体脂的能力。

根据 NHS 的数据，很多英国成年人每天都要坐九个小时左右。这些时间包括看电视、用电脑、读书、做作业和坐小汽车、公共汽车或火车的时间，但不包括睡觉时间。

下面介绍了几种减少久坐危害的方法，尤其是针对在桌子前久坐的人群：

❁ 每30～45分钟起来活动一次，哪怕只是站起来伸伸懒腰也行。
❁ 买一张站立式书桌或桌下踏板机，即类似于健身脚踏车上的踏板，可以边工作边踩踏板。
❁ 接电话时边走边说；到户外接电话更好。

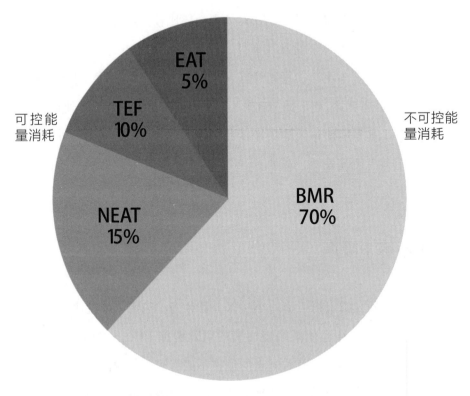

- BMR（基础代谢率）：用于维持基本功能的能量，比如呼吸、眨眼、心跳等
- NEAT（非运动性活动热消耗）：无意中进行的锻炼，比如散步、园艺、家务
- TEF（食物热效应）：用于消化食物的能量
- EAT（运动性活动热消耗）：有意进行的锻炼，比如健身

每日能量消耗概况

✿ 组织步行会议（史蒂夫·乔布斯对此就非常推崇）。

✿ 身边放一杯水，每小时起来去续一次水。

过度锻炼

　　一个有效的健身方案是运动与休息并重。运动之后需要休息，留时间给肌肉生长与修复、细胞更新、皮质醇水平调节。每位女性的情况都不一样，但对大部分更年期前期的女性客户，我们给出的建议都是每周最多运动三四天，其中至少有一次感觉良好且有恢复的倾向。运动时间过长会产生过多皮质醇，而我们知道皮质醇会对胰岛素抵抗、体重、睡眠、焦虑和体脂率产生连锁反应，因此一定要把恢复期纳入健身计划中，恢复和锻炼本身一样重要。

本章内容总结

✿ 所有运动都有意义，而且什么时候开始都不晚。

✿ 在日常锻炼中加入抗阻训练。增加肌肉量是更年期前期健康的关键。

✿ 瑜伽和普拉提有助于伸展身体、保持专注和缓解压力。

✿ NEAT：所有这些小小的动作都有意义，无意识地把玩东西和修剪草坪等等都属于NEAT。

✿ 每天享用"运动快餐"；不必一次做完所有运动。可以把运动量分成几次来做，这样更简单、更不容易气馁。

第14章

补充剂和自我保健

如果你对别人口中的"自我保健"不屑一
顾，那么最好重新思考一下。

生活习惯对更年期前期的经历影响巨大。许多女性都发现，
要想真正改善她们的健康，除了注重饮食（和医疗方法）外，
她们还需要其他更加全面的方法作为补充。

根据我们的临床经验，很多替代方案对我们接诊的女性都非常有帮
助。本章概述了可供读者选择的方法。在本章中，我们重点介绍了有用
且有科学依据的方法，我们还讨论了读者朋友们也许想要了解的新兴疗
法，但是这类疗法尚未得到研究证实。

安慰剂效应

根据安慰剂效应的定义，大脑有时候可以成为强大的治疗工具。在
某些临床环境中，安慰剂（假治疗）的效用与科学的干预措施一样好。

这是为什么？我们认为其中的因素有很多，临床医生对此的共识是：是患者对治疗效果的预期在其中发挥着作用。换言之，患者对治疗效果的期望越高，治疗产生积极结果的可能性也就越大。人的身心联系有着让人意想不到的功效。尽管安慰剂能够改善病情，却无法治愈。有人在研究了 150 多项涉及安慰剂的临床试验后发现，安慰剂并没有显著的临床疗效，但确实会影响到患者报告的结果，对恶心和疼痛的影响尤其明显。

另外一种理论认为，是服用药物或接受治疗的行为本身产生了积极的治疗效果，仅仅因为这是一种自我保健行为。遵循健康生活的规则：均衡饮食、坚持锻炼、适当休息、遛弯会友、保证充足的睡眠，都可以发挥安慰剂效应，而且由于这些活动本身就属于积极、正向的干预，因此，专注于此还能提高这些活动的效用。

我们对自身的关注和情感支持不太容易测量，但我们由此得到的幸福感可以说是更年期前期的无价之宝。因此，如果你对别人口中的"自我保健"不屑一顾，那么最好重新思考一下。

解压

在处理更年期前期问题时，长期或慢性压力是最容易被忽视的因素。我们在本书的众多章节中都有介绍，肾上腺素和皮质醇长期偏高会对人产生负面影响，且上至大脑、下至肠道，几乎所有的人体部位都会受到影响。

压力管理是最有效的更年期前期应对方法之一，我们很难找出一种无法通过镇静神经系统和减少对肾上腺健康的影响而获得改善的症状，脑雾、体重增加、肠易激综合征、胃酸反流、甲状腺功能障碍、潮热、心悸、过敏、焦虑、易怒、头痛、失眠和性欲低下全都会因为压力的影响而恶化。

没有什么比有人强迫你接受他们的想法更让人生气的了，因此，我们下面给出的策略并不是什么规定，而是一些供你尝试的建议。请记住我们说的"自我保健"；毫无疑问，不管你怎么想，更年期前期确实是最需要自我关爱的时期。

刺激迷走神经

迷走神经除了是大脑与肠道的联通渠道外，还具有平衡格斗－逃跑（压力）反应的作用。刺激或"按摩"迷走神经（见第185页）可以激活人体的放松反应。要想实现这一目的，最快捷的方法就是深呼吸。

1. 缓慢呼吸，用鼻子吸气、嘴巴呼气。
2. 腹式深呼吸（尽量扩张胸腔，可以将双手放在胸腔两侧，然后向里面吸气）。
3. 呼气时间尽量长于吸气时间。如果这样做有点困难，可以先保证二者时间相等（比如吸气4秒钟、呼气4秒钟），然后再延长呼气时间到6秒或7秒。

可以刺激迷走神经的其他活动有哼、笑和唱。难怪和别人一起 K 歌能让人身心舒适！唱诵也有类似效果，这就是瑜伽课结尾时学员们一起唱诵的原因之一。

运动

到大自然中散散步，在交叉教练机上锻炼一会儿，或骑会儿自行车，都可以缓解压力，释放让人感觉良好的内啡肽。请记住，为了平衡并尽量减少皮质醇的影响，每一次高强度的训练过后，都要留下适当的休息和恢复期。过度训练在更年期前期女性中非常常见，结果只会得不偿失。

冥想

现在，冥想已不再是瑜伽士或修道士的专属，许多独具慧眼的女性都把冥想当成了自己必不可少的自我保健方案。虽然这并不是最简单易行的方法，但是，冥想、正念，抑或是简单的"关注当下"，都能发挥镇静神经系统的作用，将许多更年期前期女性从喋喋不休、反复琢磨的状态中拯救出来。这种技能不是一天或一个月就能掌握的，它需要时间。对此我们的建议是，最好在早上做，帮你为新的一天做好准备，也可以晚上做，以便放松身心、助你入眠，具体实践时并没有什么限制。如果你想尝试冥想，那么对冥想的预期要实事求是；如果此前没有接触过冥想，想让思绪纷乱的大脑平静下来会很困难，至少要坚持一个月。要积少成多，逐步进步。

瑜伽

瑜伽集深呼吸、正念、锻炼和唱诵的优点于一体。瑜伽是我们接诊的很多女性患者的救星，也是我们最常开的"处方"疗法之一。（具体请见第 206 页。）

冷冻疗法

研究人员认为，低温环境可以激活迷走神经的通路神经元，释放内啡肽，提高免疫力。冷冻疗法有很多种形式，比如海中游泳、冷水理疗池和冷冻室，洗完澡后冲 30 秒以上（最多 5 分钟）凉水是一种很好的入门冷冻疗法。研究表明，坚持冷冻治疗，可以提高人体的耐受力，改善人体对日常生活中各种压力的反应。许多更年期前期女性都表示，冷冻疗法的效果惊人，能让她们的大脑更敏锐、更聪明。冷冻疗法还有一定的燃脂作用。

艾利的故事

更年期前期期间，在接二连三地经受了一系列意外创伤之后，我的内心世界开始崩塌，然后焦虑症就找上了门。我的情况很不好，我对此手足无措、无能为力。我想改变这种状况。

我开始吃抗抑郁药，但这些药让我感觉非常不舒服，因此只能停掉。我听说冬泳能缓解抑郁和焦虑，其实我并不相信这个说法，但处于绝望之中的我还是决定一试。

刚开始冬泳时真的很难，又要控制呼吸，又要克服刺骨的寒冷，但是它给我带来的改变如此巨大，我都不敢相信这竟然不是一种处方药。身体浸入水中后，冥想即刻开启：大脑无暇他顾，只能关注身体的感觉。水带走了一切：所有的烦恼、焦虑、担忧、悲伤和悲痛；它带走了一切，然后把完完整整的你还给了你自己。破碎的我就这样又一点一点地被大海拼凑到了一起。听起来是不是很疯狂？但是大海的确拯救了我的生命。

补充剂

理想情况下，人体需要的所有维生素和矿物质都能从食物中摄取。但现实不同于理想，人们的生活太过繁忙，压力、工作、睡眠差、酒精、肠道健康问题和不吃主食都会导致我们缺乏改善更年期前期生活所必需的营养物质。笔者二人经常遇到大量服用补充剂（药片和药水）的女性，我们说的可是满满一袋子的药。个中原因不难看出：女性无法得到她们急需的帮助，没有人理解她们，也没有人愿意认真倾听她们的心声，最后她们只能自己动手，自己给自己治病，但是网络给出的建议往往超出她们真实所需。针对更年期前期女性的补充剂不仅售价昂贵，而且很多都是不必要的，甚至会对女性造成伤害。

人们倾向于认为，"天然的"就是无害的，实际上，网上和商店里售卖的很多补充剂效用都非常强烈。尤其是草药，草药会与处方药互相作用，别忘了，有些化学疗法含有植物衍生成分，这些成分远非无害成分，而某些维生素在大剂量服用的情况下会致命。比如，已有证据表明，维生素 A 会增加吸烟者患肺癌的风险，过多服用 B_6 则会造成无法修复的神经损伤，钙补充剂会引发肾结石，而大剂量的硒是有毒的，会导致脱发。我们的建议是：了解你正在服用的补充剂；不要滥用药物。关于药物与食物 / 补充剂之间微小的相互作用，可以登录网站 drugs.com 查询。如果你要在服用现有药物的同时加服其他药物，一定要咨询医生。下文列出了一些推荐补充剂，我们经常在临床上使用这些补充剂，但这个清单比较保守。这个清单上的补充剂不一定适用于你。想针对补充剂给出一个笼统的建议是不可能的，更是不专业的。为了给出完善的治疗方案，医生需要综合考虑你当前正在服用的药物和当前不建议你服用的补充剂。我们还需要详细评估你最近的健康状况，因此，不管服用哪种补充剂，一定要先咨询有资质的保健医师，当前正在服用华法林等血液稀释剂、抗抑郁药、HRT 药或降压药的患者尤当如此。

如果你更相信个性化的诊疗方案，可以咨询注册营养师或该领域的其他专家。

镁

人体有 600 多种反应都要用到镁，从放松肌肉到调节血糖水平，再到产生能量等等都需要镁的参与。镁有镇静神经系统、支持肾上腺发挥功能的作用，因此是应对压力的重要元素。有趣的是，镁与血清素和褪黑激素（见第115页）有协调作用，因此意义重大。

镁的食物来源相当广（见第154页），但是根据世界卫生组织的数据，多达75%的人群都缺镁。缺镁会导致疲倦、虚弱、心悸、抽筋和眼睛抽搐。酒精和压力会大量消耗人体储存的镁。缺镁还与2型糖尿病患者中常见的胰岛素抵抗有关，克罗恩病等炎症性肠道疾病患者体内的镁很可能会因为腹泻而流失。对于有焦虑、不宁腿综合征、肌肉酸痛、睡眠障碍、偏头痛和高血压问题的更年期前期女性，镁可以发挥巨大的作用。镁补充剂每天最多可以服用300～400毫克。镁补充剂有多种，其中甘氨酸镁具有镇静作用，苹果酸镁能帮助肌肉放松，苏糖酸镁有助于改善大脑功能，牛磺酸镁有控制血糖的作用，而柠檬酸镁对便秘有明显的改善作用。如果想尝试但不知道哪种最好，可以选择甘氨酸镁，这是最容易吸收的全能型镁补充剂。除了胶囊和粉末，还可以购买用于治疗不宁腿综合征和肌肉酸痛的喷雾状镁，也可以在浴缸温水中放入两大捧泻盐，然后在其中泡20分钟，这样镁可以通过皮肤被人体吸收。

ω-3 脂肪酸

ω-3脂肪酸不仅具有抗炎作用，还是人体所有细胞外膜的组成成分，细胞间的信号传递也需要 ω-3脂肪酸，它还能帮助人体锁住水分。最好的 ω-3脂肪酸来源就是油性鱼类（见第144页），但是素食主义者或不喜欢这类鱼的味道或气味的人就没办法通过这种鱼来摄取 ω-3脂肪酸。ω-3脂肪酸补充剂可以弥补这一缺憾，还有助于平衡高水平的 ω-6（存在于加工食品中，如薯片和葵花子油之类的食用油），后者有促炎作用，而且很多人的 ω-6脂肪酸摄入量都超标。

缺乏 ω-3 脂肪酸可以表现为皮肤干燥起皮、脱发、毛囊角化病（指手臂外侧出现的小凸起）和牛皮癣。研究指出，ω-3 脂肪酸可能有助于缓解抑郁症、焦虑症，改善眼睛与心脑健康，缓解类风湿性关节炎和哮喘，甚至有可能减少与阿尔茨海默病有关的炎症。关于 ω-3 的补充剂量没有统一意见，但治疗剂量大约是 500 毫克 EPA 和 500 毫克 DPA（见成分表），另外要选择保证是"高纯度"产品的品牌。素食者和不吃鱼的人可以用海藻油来补充。

B 族维生素

B 族维生素共有八种（B_1、B_2、B_3、B_5、B_6、B_7、B_9、B_{12}），这几种维生素 B 都在人体内发挥着独一无二的作用，总体来说，它们的作用是帮助人保持精力和心理健康。缺乏任何一种维生素 B 都会引发严重的问题，比如，缺乏维生素 B_{12} 会使人出现类似痴呆的症状，而维生素 B_6 偏低则会影响孕激素的合成，缺乏维生素 B_9 的人会出现心悸现象，且其患心脏病的风险也会更高。人们对于维生素 B 已经达成了一致共识：不要低估维生素 B 对更年期前期的重要性。维生素 B 是水溶性维生素，无法在人体内储存，因此需要经常补充。

很多食物都含有维生素 B，比如动物肝脏、海鲜、鸡肉、鸡蛋、鹰嘴豆、绿叶蔬菜、强化食品（如植物牛奶和营养酵母）和子类食品。令人头疼的是，维生素 B 会在烹饪过程中分解，过度烹饪的蔬菜尤其如此，因此蔬菜最好蒸熟吃。人体需要大量的维生素 B 来代谢酒精和应对压力。请注意，维生素 B_2 会使小便发黄，因此，出现这种情况时无须惊慌。

最后一点，也是非常重要的一点，即维生素 B_{12} 只存在于动物食品中。英国素食协会（Vegan Society）建议不吃肉的人每天服用 30 微克或每周服用 200 微克维生素 B_{12} 补充剂。

50 岁以上女性以及正在服用处方药二甲双胍的人也建议服用 B_{12} 补充剂，这两种情况下人体对维生素 B_{12} 的吸收都会受到影响。

维生素 D

维生素 D 有强壮骨骼的作用（与钙协同作用），此外还有提高免疫力、对抗情绪低落和焦虑症的作用。缺乏维生素 D 还与胰岛素抵抗有关（见第 136 页）。维生素 D 在食物中的含量极少，补充维生素 D 最有效的方式是晒太阳，每天只需晒 20 分钟太阳即可，这对有些地区的人来讲有些困难，尤其是在冬天。英国常年阴天多雨的气候、因工作原因待在户外的时间很少，以及把人遮得严严实实的宗教服饰，都意味着我们当中有许多人都没有摄入足够的维生素 D。

英国公共卫生部（Public Health England）建议英国所有的成年人在日照最低的时候（每年 10 月至次年 3 月）每天至少补充 10 微克（400IU）维生素 D。肤色较深或有肠道问题的女性可能需要增加剂量，即每天补充 25 微克（1000IU）或更多。如有疑问，可以请医生检测一下自己的维生素 D 水平，我们强烈推荐该项检查，缺乏维生素 D 会引发很多类似更年期前期早期的症状。维生素 D 与维生素 K_2 同服效果最好，后者能将钙沉积到骨骼中，预防骨折。因此，尽量选择含有这两种维生素活性形式的补充剂。市面上有很多这种补充剂，包括使用方便的喷雾补充剂，该类补充剂最好与含有脂肪的食物一起服用。

肌醇

有一定证据表明，补充肌醇（人体中天然存在的一种物质，类似糖）能提高代谢紊乱患者的胰岛素敏感性，比如患有多囊卵巢综合征、妊娠糖尿病和代谢综合征（更年期前期可能会出现的一种情况）患者。近期的一些研究发现，肌醇能提高人体对葡萄糖的耐受能力。此外，肌醇还有平衡激素水平、减少过量睾酮以及促排卵作用。

一些研究指出，肌醇还有助于缓解焦虑症状。目前大多数试验使用的剂量都在每天 2 ～ 4 克之间，最好请注册营养专家给出最适合自己的剂量。

给素食者的建议

素食者容易营养不良，所有下列营养物质素食者都需要补充：维生素 B_{12}、锌、铁、碘、胆碱、牛磺酸、维生素 D、维生素 A、维生素 K_2 和 ω-3 脂肪酸。但是，并非所有成分都需要通过补充剂来补充，比如补充碘时需要非常小心，以免过度刺激甲状腺。为了优化你的饮食方案，确保安全饮食，建议寻求营养师的指导。

复合维生素

有一种观点认为，对于饮食严重不均衡但不知道如何解决或者没有时间去解决这一问题的人，为保险起见，可以服用基础的复合维生素。多数复合维生素的安全性都比较高，与其他强化食物同服也没有问题，可以说基本上都是安全的。如果是在其他维生素或矿物质补充剂的基础上服用复合维生素，那么总摄入量有可能会超出每日推荐的摄入量。

考虑是否要服用复合维生素时，可以看看一项大型评论研究的发现，该项研究囊括了 27 项维生素试验、涉及 4 万多名受试者，其得出的结论是：与不服补充剂的人相比，服用维生素的人不一定更健康，也不一定寿命更长或患慢性疾病的概率更低。我们的建议是：要始终把均衡营养的基础工作放在第一位（见第 10 章），然后才是考虑加入补充剂。

非HRT治疗方案

许多女性都希望能通过草药疗法或补充剂来解决自己的更年期前期问题，她们担心 HRT 会有风险，也有人是因为不确定 HRT 疗法有何好处。她们认为，她们需要的是更加"天然的"方法，毕竟，更年期是一个天然的过程，怎么能用非天然的药物来对待它呢？当然，只有你自己有权利决定。无论你做何决定，一定要确保你自己了解事实情况。你是不是因为过去针对 HRT 的负面报道而不想用 HRT 治疗？你是否担心它的安全性？这些问题我们在第 4 章中都有介绍，如有需要，可以回顾重温一下相关内容。你需要和别人谈谈你的境况、你的病史，而不是其他任何人的。我们经常遇到女性客户在没有充分证据和充分理解的情况下，拒绝接受某种形式的治疗。

强调一下，我们完全理解是否接受 HRT 治疗是一种个人抉择，而且 HRT 对患有乳腺癌或乳腺癌患病风险较高的女性来说并不是一种有效的治疗方案。我们希望的是，把各种不同的、所有的方案都介绍给大家，帮助大家去做出选择。如果你决定不接受 HRT 治疗，你还可以通过其他几种方案来缓解症状，包括非处方补充剂和医生开具处方的药物治疗。

其他处方药

如果你有潮热和夜间盗汗的症状，也就是我们所说的血管舒缩症状，可以试试抗抑郁药选择性血清素再吸收抑制剂（SSRIs）和选择性血清和去甲肾上腺素再吸收抑制剂（SSNRIs），这类药常用于治疗抑郁症和焦虑症，能缓解疲劳、焦虑和失眠等症状。文拉法辛一般是乳腺癌康复者的首选药物。这类药物的副作用包括口干、恶心、便秘、性欲减退，还会使人更不容易达到性高潮。替勃龙与复合 HRT 疗法类似，但是会产生副作用。如果不确定，可以咨询医生，请医生帮助确定哪种用药方案最适合自己。

你可能听说过加巴喷丁，这种药通常是用于治疗慢性疼痛，它还有助于缓解潮热和盗汗问题。需要注意的是，这种药会使人在白天犯困，因此刚开始用药时要从低剂量服用，然后再逐渐加量。氯压定最初是用于降血压的，现在已经成了英国批准用于治疗潮热的首选非激素药物。

草药疗法

草药疗法（还有补充剂）目前还没有太多有力的研究支持。如果你想采用草药疗法，我们强烈建议你咨询注册中草药师，注册中草药师可通过全国草药医生学会（National Institute of Medical Herbalists，网址：www.nimh.org.uk）查询。NICE 指南建议选择有 THR（传统草药注册）标记的产品。某些草药会与处方药相互作用，因此服用草药前要告知医生。

下页表格列出了缓解更年期前期症状最常用的草药。

草药	症状
黑升麻	夜间盗汗和潮热等血管舒缩症状、情绪低落（有肝脏问题的人不建议使用）。
圣约翰草	轻度抑郁、焦虑、失眠和情绪波动。有乳腺癌史或乳腺癌风险较高的女性可用（不可与他莫昔芬同服）。
红车轴草	潮热（对雌激素敏感、子宫内膜异位症或子宫肌瘤患者慎用，因其具有类似雌激素的作用）。
南非醉茄	睡眠差、焦虑、压力大。
穗花牡荆（又称牡荆、圣洁莓或贞节树）	PMS、易怒、情绪低落、月经紊乱。
玛咖	潮热、夜间盗汗、失眠、性欲减退、焦虑。
鼠尾草	潮热。
银杏	记忆力和脑功能低下、性欲低下。
红景天	疲劳、情绪低落、压力大。
圣罗勒	压力大、记忆力减退、认知功能减退。
柠檬香蜂草	压力大、焦虑、记忆力减退、情绪低落、睡眠质量差。

补充疗法

针灸：是指将非常细的针刺入身体的特定部位，以达到治疗或预防疾病的目的。

现在很多 NHS 的全科诊所都在使用这种疗法，英国大部分疼痛诊所和收容所也在使用。虽然针刺疗法对于更年期前期症状的功效缺乏有力的证据支持，但是据我们所知，很多女性都通过这种疗法使得自己与激素和情绪有关的症状得以缓解，包括潮热、疼痛、PMS，甚至还有灼口综合征。发表在《英国医学杂志》（*British Medical Journal*）上的一项小型研究促使研究人员得出结论，即针灸为那些无法或不想使用激素替代疗法的女性提供了一种"现实的"治疗方案。在我们看来，针灸是安全的，且有助于恢复健康（应选择专门从事女性健康领域的医生），如果经济能力允许，不妨一试。如果针灸 3 ～ 4 次后还没有任何改善，最好就不要再在这上面花钱了。

认知行为疗法：是一种治疗性干预，目的是纠正无用的想法、情绪和行为。认知行为疗法最常用于制定应对焦虑症和抑郁症等症状的策略。许多女性都发现，CBT 可以有效且安全地减少潮热的发作频率和持续时间。其主要原因在于，潮热发作或加剧的原因往往就是压力。英国更年期协会（British Menopause Society）推荐使用 CBT 疗法来治疗睡眠问题等多种更年期前期症状，而 NICE 则将其列为抑郁症、自尊心差和情绪低落问题的有效疗法。

CBD 精油（大麻二醇）：由植物大麻素（从大麻植物中提取的一种有效成分）制作而成，但是不含 THC（四氢大麻酚），THC 是会让人兴奋的精神活性物质。因此，CBD 精油在英国是完全合法的，且不会上瘾。植物大麻素是通过与人体内源性大麻素系统（作用是调节体内平衡和情绪）内的受体作用来发挥影响。有证据显示(但要想确定具体剂量和效果，仍需进行更多大型临床对照研究)，CBD 精油有改善疼痛、失眠、炎症、焦虑的作用，同时又有助于改善肠道健康、潮热、夜间盗汗、疲劳和偏头痛。请注意，虽然 CBD 行业发展迅猛，但该行业严重缺乏监管，且 CBD 产品价格昂贵，因此，在购买前一定要问清产品的纯度、剂量和优势。

靠谱的品牌应当能告诉你需要了解的一切，并且应已开展了独立的第三方检测，即 COA（检验报告）。我们建议选择用大麻植物制成的广谱精油（即全植物萃取物，而非分离物），初用时先从低剂量开始，之后慢慢增加剂量。英国食品标准局（Food Standards Agency）建议每天最多服用 70 毫克。每个人对 CBD 精油的反应都不一样，我们听过太多

这样的故事：很多女性贪多贪快，结果把自己搞得精神亢奋，而这并不
是她们想要的结果。

本章内容总结

✿ 安慰剂效应是真实的（且非常有效）。

✿ 补充剂永远也无法代替健康的生活习惯、均衡的饮食、锻炼和良好
的睡眠质量。

✿ 每年10月至次年3月，每个英国人每天都应至少服用10微克（最高
25微克）维生素D。

✿ 如果身体有问题或正在服用药物，服用补充剂前一定要咨询医生。

✿ 想尝试草药的话，最好咨询注册中草药师。如果无处咨询，准备买
现成的草药酊剂，可以选择标签上有THR注册章的产品。

✿ 针灸和CBT疗法都是有效的更年期前期应对方法。

✿ CBD精油有改善睡眠和焦虑的作用，因此越来越受更年期前期女性
的欢迎。每次购买前都要注意检查产品的纯度，如不确定，可以咨
询生产商。

第15章
47种无须计算热量的
减肥方法

减肥重在坚持，而非追求完美。

很多更年期前期女性都表示她们好像突然就长胖了，身上的肉也变得软绵绵的。她们抱怨最多的就是：体重不受控制了。大多数人会因为想要解决这个问题而感到内疚，好像这样她们就不是合格的女权主义者。这里我们需要考虑两件事：第一，更年期前期引起的肥胖问题并不是在一夜之间发生的，而是在你30多岁的时候就有了苗头。第二，想为此做点什么是完全正常的，自己的身体自己做主。本章，我们将为大家介绍一下女性肥胖问题如此常见的原因、导致女性肥胖的因素以及我们能做些什么。

如果体重管理不是你关注的事情、对你没有吸引力或者会刺痛你，可以跳过本章的全部内容。饮食失调问题在中年女性当中越来越常见，如果你需要这方面的帮助或了解相关信息，可登录 BEAT 的网站进行了解。

统计报告显示，从 35 岁左右开始，女性平均每年会增重 0.5 到 1 千克。这样 10 年过后，穿衣服估计要大几个码。体重上涨的速度是缓慢的，慢得几乎让人察觉不到，然后突然有一天你醒来后发现，肥胖从天而降。更令人惊讶的是，所有的肥肉好像都长在了腰上。这是何故？人体的基础代谢率（BMR）是指维持生命所需的能量，即呼吸、心跳、血液循环等基本活动。随着年龄增长，BMR 会下降，也就是说，40 岁时需要摄入的能量要低于 20 岁时。

此外，人到中年后，很多人都会在不知不觉中变成"久坐"一族；激素波动使人容易疲劳，又进一步抑制了我们锻炼的欲望。更不用说脂肪细胞会生成微量的雌激素，让你的身体不惜一切代价也要留住它了。这时压力也加入战局，逼得脂肪只能在腰部堆积，再加上遗传因素、胰岛素敏感性降低（见第 136 页）的助攻，肥胖完全掌控了局面。

体重增加本身并不一定是健康问题。各种反肥胖运动（HAES）旨在引导人们重新审视肥胖有害论，尤其是医学界人士。HAES 指出，体形偏胖的女性也可以是健康强壮的，而且事实确实如此。但患有肥胖症且活动量少的女性所存在的长期健康风险不容忽视，比如 2 型糖尿病、心脏病、关节疼痛、痴呆和乳腺癌。英国约有 60% 的女性都存在超重或肥胖问题，其中 45 ~ 54 岁人群所占比例最大。本章内容不是为了反驳"以胖为耻"的观念，也不是要讲身材美学，而是从女性的整体健康角度出发，讲述如何改善生活质量、延长寿命、缓解症状的严重程度。

减肥很容易：少摄入点热量、多运动就能减肥。但是，为什么这对大多数女性都不起作用？原因可能就是，靠饮食来减肥就像靠酒精来戒酒一样不靠谱。在我们接诊的女性患者中，只有那些愿意调整饮食习惯和行为习惯，而不是只关注热量的人才能获得最好的减肥效果。对于减肥，也不存在一种适合所有人的标准方法，这点并不意外。不论是在人生的哪个阶段，减肥都是多层次的，而更年期前期减肥则尤为微妙。遗传因素和微生物群（生活在肠道内的有益细菌）对此有影响，生活环境、工作、家庭和社会背景也有影响。就像我们所说的，它很复杂。

减肥方法

制定个性化的营养方案是一种正确的减肥思路，如果没有机会进行深入咨询和详细的检测，也可以通过其他很多方法来达到目的。有些方法你可能已经试过，也有些是你第一次听说，还有一些，你也许已经尝试了四五次。我们要面对现实，减肥不是一个线性的过程，它需要时间和耐力，还有试错的机会。

请查看我们所列的这些方法，把你一眼就觉得可行且适合你的工作、家庭和生活习惯的方法标出来。这些方法在某些地方可能需要稍作调整，如果第一次没有成功，那就停下来，反思并吸取教训，然后第二天重新再来。

早餐要吃好

无论几点吃早餐，一定要确保一天的第一餐含有充足的蛋白质、纤维和适量的健康脂肪，为稳定当天的血糖水平打下坚实的基础。

不要乱吃零食

多数人每天吃 2～3 次营养均衡、易有饱腹感的正餐就能维持一天的能量所需，而不用整天吃零食。经常吃东西，身体永远也到不了需要消耗脂肪的状态。关键是早餐要吃得丰盛，这样就能坚持几个小时也不会感到饿。

要减脂，不要减肥

水潴留、是否在月经期、激素波动和是否上过厕所都会影响到体重。因此，把减脂作为目标更好。可以通过衣服的合身程度或照片对比来判断减脂进度，而不是体重秤给出的数字。

把蛋白质放在优先地位

蛋白质（见第 141 页）是最容易产生饱腹感的营养成分（很难吃多），且有助于维持肌肉量，加速新陈代谢。因此，每次吃饭前，先问问自己，食物里有没有蛋白质。

确保摄入充分的碘

人体需要碘元素来维持甲状腺的正常功能，但许多人都缺碘。甲状腺功能低下会导致体重增加、嗜睡和消化缓慢等问题。虾、海藻和奶制品中都含有碘，也可以把常用的食盐换成碘盐。

少吃袋装食品

自己做饭的次数越多，对食物的把握就越精准。加工食品的糖、脂肪和盐含量通常要多于自制食品。

要做加法，不要做减法

多想想能添加哪些食物，而不是减掉哪些食物。减掉不健康的食物，多吃一些更好、更健康的食物，比如新鲜的蔬菜和沙拉。

找到你的饥饿窗口期

醒来后不觉得饿？这时可以把第一餐推迟。如果早上饿、中午不饿，可以早餐多吃一些，跳过午餐。凭直觉吃饭能在不计算千卡的情况下减少热量摄入。

跟踪进度

买一个纸质年历，价格无所谓，是全年一页的版本即可。凡是你为了目标而坚持的日子，都画上一个大大的红叉。试着让叉号连起来，不要间断，这是件很有成就感的事情。

整理零食

提前准备一些健康的零食，煮鸡蛋、芹菜和坚果酱、切碎的蔬菜和鹰嘴豆泥、烤鹰嘴豆等，想吃的时候随时可以吃。

抑制食欲

当你特别想吃东西时，要停下来反思一下：想吃东西是因为真的饿了，还是因为觉得无聊、孤单、有压力、习惯等等其他原因。你发现规律了吗？吃完你特别想吃的东西后是否解决了问题？如果没有，那就把你能做的其他活动列出来，可以是散步、给好友打电话、大声放上你喜欢的曲子边听边跳舞、沏杯茶、看看书、听听播客或写写日记。

玛丽安的故事

我是伦敦一个贫困区的社会保健工作者。我的工作压力很大，每天要工作很长时间。我只能依靠食物来寻求安慰，吃东西可以让人忘记烦恼，尤其是能让我更加从容地接待有精神创伤的患者。

我的更年期前期来得有些猛烈：体重飙升、无法入眠、开始出现惊恐发作，我与丈夫的感情也直线下降。对此，我的应对方法就是吃。在一次女性健康检查中，医生指出了我的高血压和体重飙升问题，并且暗示我的心脏也岌岌可危。这正是我担心的。

接下来，我第一件事就是戒了酒，之后我的睡眠质量和精神状态很快就有了改善，这简直太让人惊喜了。我一直以来都很抗拒健身，自从我的睡眠变好后，我觉得自己又有精力锻炼了。锻炼得越多，就越意识到我喜欢运动带给我的感觉。再后来，我顺理成章地开始调整我的饮食。现在已经过去了一年半，我看起来瘦了不少。

我最大的收获，就是让我明白了通往健康之路是一段漫长的旅程。健康不会从天而降，所以你要享受并相信追求健康的过程，尤其是在什么变化也看不到的时候。要想健康，只有坚持，而不是追求完美。

多吃蔬菜

蔬菜饱腹感强，能抑制饥饿激素——胃饥饿素的分泌。因此，要多吃蔬菜。蔬菜的做法非常多，可以放在烤炉里烤、做汤、塞进三明治里、加到砂锅里，还可以试试花椰菜米饭。

骗过你的大脑

用来吃东西的盘子越大，你吃的食物可能就越多。用个小点的盘子吃饭会让你产生一种错觉：你的饭量比实际上要小。

多吃绿叶蔬菜

尽量每顿正餐都吃一些绿叶蔬菜，包括早餐。绿叶蔬菜的热量含量低，但美味营养。把几种蔬菜混合起来装到袋子里，然后放到冰箱里冷藏，做三明治、炒鸡蛋 / 豆腐、做冰沙、咖喱、炖菜或达尔酱时随时添加。

抑制食欲

肚子空的时候，人体就会释放胃饥饿素（人的饥饿激素）。喝水能暂时让胃产生饱腹感，抑制胃饥饿素释放。每人每天应喝 2 升水左右（经常锻炼的人需要喝更多）。

是肚子饿还是嘴巴饿？

肚子饿的时候肚子会咕咕地叫，此时距离吃上一餐已经过去了几个小时，胃里空空如也，而嘴巴饿只是想吃点什么。要注意区分。

为正餐画上圆满的句号

不要害怕吃甜食，如果不吃就会惦记一整天 / 一整晚，那就吃。可以试试椰枣配一茶匙坚果酱、几块黑巧克力或一小块奇亚布丁。

你的动力是什么？

把你的目标形象化（把照片剪下来贴到一个地方）或数字化。你的目标不一定是得到什么实物，也可以是一种感觉、一种心境、一种情感或一种行动。这可不是乱说，很多体育明星都在用这种方法。每天花五分钟看看你的愿景板，让自己沉浸在照片中。

数字游戏

试着关注积极的数字：在健身房举重的重量、每天走的步数或吃的蔬菜数，而不是体重秤上显示的数字。

越禁止越有吸引力

完全戒掉某种食物（不吃巧克力、不吃碳水化合物、不喝咖啡）不仅很难，还会让你沉迷于被限制的食物中，最后反而会吃得更多。可以在制定新的饮食方案时给这些食物留点空间。

用手测量食量

为了控制所吃食物的分量，可以用手来测量：手掌大小的蛋白质、拳头大小的碳水、大拇指大小的健康脂肪（蔬菜越多越好）。

买一台动态血糖监测仪（CGM）

低血糖是导致饥饿的主要原因之一，还会使人感到焦虑、压力大、恐慌，让你想快点吃到糖。用 CGM 监测血糖水平是一种非常有用的手段，能帮助你维持血糖平衡（见下页方框中的内容）。

动态血糖监测仪

CGM 是一种小巧的平面传感器，需贴在胳膊上使用（无痛），药店和网上都可以买到。CGM 最初是专为各种糖尿病患者设计的，其实适用于所有希望了解自己血糖波动情况的人。CGM 可以与 App 链接，通过 App 在图表上记录人体的血糖水平。有了 CGM 后，再也不用通过猜测来了解你所吃的食物是如何影响血糖水平的了。

众志成城

找一个与自己目标相同的当地小组、Facebook 社区或者一位朋友，督促自己每天坚持减肥，当你坚持不下去想要放弃时还能给你鼓励。

用心饮食

一日三餐都要慢慢品味，避免过度饮食。吃饭时要坐着而不是边走边吃，每口饭都要彻底嚼碎，且每吃一口就把餐具放下。身边不要放任何会分散注意力的东西，比如手机或手提电脑，用餐时关掉电视。

解决压力

压力会使身体处于"生存模式"下（见下页方框中的内容），因此，压力是减脂路上的最大阻碍。如果没有时间，可以按照指导做五分钟正念冥想。如果不喜欢这种方式，也可以只做深呼吸（见第 212 页）：腹式深呼吸能使你的副交感神经进入"平静"状态。

压力、锻炼和减不下来肥的情况

过度锻炼、长时间工作、慢性炎症、睡眠不足等因素带来的压力会使皮质醇水平升高，让身体进入"生存模式"。

这意味着，它会促使人体将肌肉和肝脏中储存的葡萄糖释放到血管中，进入格斗－逃跑状态。皮质醇希望人体拥有足够的葡萄糖来逃离其认为即将到来的压力状态，因此会增加人对碳水化合物的渴望。皮质醇还会降低甲状腺的功能，而此举又会进一步影响人体的新陈代谢。最重要的是，处于压力状态之下时，为保险起见，人体会不惜一切代价去摄取能量，为维持生命而储备脂肪。为了应对这种减不下肥的情况，一些女性会加大锻炼强度，而这只会使皮质醇水平再度升高，让问题变得更加复杂。

压力有多种伪装：感到不知所措、孤独、想哭、无趣、焦虑，以及不明白生活的意义在哪儿。压力可能会表现为呼吸急促、肌肉紧张、头痛、性欲低下、睡眠障碍、便秘、腹泻或恐慌症发作。我们可以通过很多种方法来管理压力，如冥想和冷水游泳，最重要的是要承认并解决压力。不要忽略压力，不要心存侥幸以为压力会自行消失。从今天开始，要向你不想做、不会做的事情说"不"。要把你自己的需求、你的健康放在第一位。

坚持低血糖负荷饮食

选择碳水化合物时以低血糖负荷（即释放的能量较低）为标准：棕色印度香米、燕麦、绿叶蔬菜、浆果、樱桃、李子、猕猴桃、苹果和梨。

减肥要睡好

人在疲惫时会吃更多的东西。研究表明，晚上睡不好会使人第二天对咸、甜和高糖食物的渴望增加 30% ~ 40%，致使其多摄入 200 ~ 400 千卡的零食。如何让睡眠回归正轨，请见第 8 章内容。

应急食谱

学习一种安全、快捷、简单的健康食谱，其食材都是橱柜中的常备主食；这样当你累了、饿了、没有时间或没去商店购物时，你就能快速做出一顿健康的餐饭。

厨房小用品

厨房小家电能让健康饮食变得简单吗？破壁机非常适合用来制作冰沙、调味品和蘸酱，还可以用搅拌机搅拌汤。电子秤能帮助你控制食材分量。如果你希望一到家就能吃上现成的热腾腾的饭菜，那么慢炖锅再合适不过了。

运用 NEAT

非运动性活动热消耗（NEAT）是指除计划锻炼外的所有活动，它既能帮助减肥，也会打乱减肥计划。增加步数、修剪草坪、不坐电梯爬楼梯、爬自动扶梯都属于 NEAT。

为成功做好准备

培养简单易行的健康习惯：做瑜伽的头天晚上就把瑜伽垫拿出来，把哑铃放在明显的地方，做一个蛋白奶昔然后放在冰箱里冷藏，把健身设备放在床边，看看你在 YouTube 上收藏的健身视频，准备一个适合在跑步时听的音乐播放列表。

远离诱惑

不要在家里放超级美味得让人无法抵抗的高热量食物。如果一定要放（因为……孩子们想要），可以装在不透明的罐子中，然后把罐子放在看不到的地方。

慢慢来，稳步前进

减肥之事不可勉强，减肥的劲头越大，就越难坚持下去。要制定可以实现的目标，实事求是：对多数人来说，每周减重 0.5～1 千克都是可以实现的目标。

期望要符合实际

当梦想与现实冲突时，你成功的机会会大大降低。在一项研究中，半数参与者因为有着不切实际的期望，不到一年就退出了健康饮食计划。

不要过度锻炼

用强硬手段逼迫身体屈服于更年期前期的减肥之路并无帮助。过度锻炼会使皮质醇水平升高，促使腰部附近脂肪囤积。坚持有规律地锻炼，并保证锻炼的强度，但务必要留出恢复的时间。

面食爱好者

把白面条换成高蛋白面条，比如豌豆或毛豆面，这类食品从保健食品店或网上均可买到。这类食品释放能量的速度较慢，更容易产生饱腹感，同时含有纤维。

增加睾酮

睾酮凝胶能帮助女性增加肌肉量，提升锻炼的动力。睾酮凝胶可对适应症外的疾病开出处方，可与HRT疗法同时使用，用于治疗更年期前期女性的相关问题，具体请咨询医生。

心态维护

你需要一些关于设定目标和养成新习惯的建议吗？下面的十步指南供参考：

1. 设定SMART目标：具体的（S）、可衡量的（M）、可实现的（A）、相关的（R）、有时限的（T）。
2. 知道你的目标是什么、为何如此设定以及如何实现。你的目标是什么？你为什么想实现这个目标？实现这个目标会给你的生活带来怎样的改变？面临可能会破坏健康习惯养成计划的情况时，问问自己这个问题："这对实现我的目标有用吗？"如果答案是"没有"，那就试着改变它。
3. 从长远角度出发进行考虑：信任与兴趣是减肥过程中的两大关键。
4. 想象一下如果每周都做出改变，三个月后你会变成什么样子。
5. 认可这个全新的、略有改变的自己。接受实现目标所需的行动和心态非常重要。
6. 列出你的行动和步骤，好让你知道自己的具体计划。把它们写下来，经常翻阅，并随着情况的变化进行修改更新。
7. 把新习惯与已经成为日常生活一部分的习惯联系起来，比如刷牙时蹲下来（习惯叠加），或者等待水壶煮开时把早餐需要的营养成分放到一起。

---

8. 把目标视作一个过程，而不是专注于最终结果：每天你都会变得更加强壮/更加敏捷/更加坚忍/更有精力。

9. 想想有哪些可能会突然出现的障碍，或者过去培养健康行为习惯时曾打乱你计划的事情。把它们写下来，想出克服这些障碍的办法。

10. 认可你在减肥过程中的每一次成功。取得小成就时可以庆祝一下。每个小成就都值得庆祝，它代表着你距离实现自己的终极目标又近了一步。

减少有氧运动

抗阻 / 力量训练是更年期前期的减肥方向（见第 203 页）：它能帮助你增加肌肉量，继而提高代谢速率，还能增加胰岛素敏感性来燃烧脂肪，而且不会像有氧运动那样增加胃饥饿素。但这并不代表你就不能跑步；只是要控制时间（30 分钟），不要把它作为主要的锻炼方式。

提前做好计划

饮食计划让饮食不再有惊喜，但它能让你为成功做好准备。周日可以花半个小时，大致规划一下你一周的饮食计划。

戒酒

喝酒是健康饮食的最大破坏者之一。酒精的能量含量过高，会增加你的饥饿感，还会妨碍你选择健康的食物。可以用一些美味的、不含酒精的饮料替代：无糖康普茶（见第 190 页）就是很好的替代品，而且对肠道健康有益。

烹饪技巧

- ✿ 可以看看YouTube上教授刀工的短视频。准备蔬菜的时候，好刀工能节省你很多时间。

- ✿ 手边放一罐什锦果仁，做汤、炒菜和沙拉时加一些。

- ✿ 多囤一些香料。

- ✿ 如果没有蒸锅，可以在煮锅里加入适量的沸水，然后用中火加热。把蔬菜放入锅内，打开盖子煮10分钟左右。

- ✿ 把旧的瓶瓶罐罐保存下来，或者买一些大玻璃瓶，用来装批量准备的早餐，比如奇亚布丁和隔夜燕麦，也可以装剩饭剩菜。

- ✿ 植物牛奶使用前一定要摇匀，因为里面添加的钙都沉淀在底部。

不要像网红一样吃东西

网红会想方设法让观众们为他们的食物点赞。他们不可能一个人吃掉那么大一碗冰沙，也不可能吃塞满花生酱、芝麻酱、黑巧克力或可可粒的冰沙。

来杯咖啡

运动前喝杯咖啡能提高运动表现，提振精神，增强动力，提高体能。但是对咖啡过敏的人群不要喝，尤其是在空腹状态下，因为会提高皮质醇和血糖水平。

简化饮食

尽己所能让饮食变得更容易：买些大蒜粒、洋葱片、预先煮好的肉和鱼（烟熏鲑鱼、鲭鱼片、烤鸡）、即食炒蔬菜、切碎冷冻的什锦蔬菜、袋装大米、谷物和扁豆。

别再划拉屏幕了

没有时间烹饪／散步／做瑜伽，却能花几个小时的时间玩抖音？也许你该反思一下自己的手机使用习惯了。

小心零碎饮食

小口小口的零碎吃喝也会积少成多。最常见的情况就是处理孩子们吃剩下的食物。

写饮食日记

我们所有人，就连营养师也包括在内，都低估了我们一天的食量。记录饮食情况让你不用猜测就能了解自己的饮食，还能帮助你找出饮食偏离正轨的诱因或频率。这件事不用连续做几周，只需写五天左右就能发现规律，如果对食物感到焦虑的话就不要写日记了。写饮食日记还能帮助你了解新的饮食方案中哪些方面进展顺利，以及还有哪些改进的空间。你的障碍是什么？你怎么克服它们？你感觉如何？如果一切都没有按计划进行，那就问问自己为什么会感到厌烦、孤单、有压力、没有准备？怎样才能让明天变得更好？

你的体重不代表你的价值

牢记这句话。把它写在便利贴上，每天念给自己听。

碳水和速效减脂法

人体每储存 1 克碳水化合物（以糖原形式储存在肝脏和肌肉中），就会储存 3 克水。采取低碳饮食时，最后会耗尽体内储存的水，这时你减掉的重量等于碳水和水的重量。低碳饮食通常会在早期显示出显著的减重效果就是这个原因，这一结果是以体重秤给出的数字为依据。请注意，这种方法减掉的体重主要是体液损失，而非脂肪，体重在恢复吃碳水化合物后往往会反弹。精制碳水恰好含有大量的盐（想想比萨、薯片和薯条），因此，上述原因也是精制碳水饮食会导致水分潴留的原因之一，还有我们常常抱怨的那种浮肿也是由此导致。

本章内容总结

✿ 导致体重增加的因素有很多种：遗传因素、生活方式、经济状况，当然还有激素，都有影响。

✿ 慢慢来，减肥不是短跑，而是一场马拉松。

✿ 提前做好计划。准备得越充分，成功的概率就越大：写饮食日记、制订饮食计划、批量简化烹饪、准备好应急食谱。

✿ 减肥不是一个线性过程，减肥的路上会有各种阻碍。要解决这些阻碍，最好的办法就是反思错误的做法，重新振作，重新回归正轨。

✿ 不要被体重秤上的数字蒙蔽双眼。你的体重并不能代表你的价值。

结　语

我们是第一代人生有近一半的时间都将处
于更年期后期的女性。让我们活出精彩！

那么现在需要做点什么？这个问题问得好。在前述章节中，我们为
大家介绍了很多值得考虑的方法，你也许会想回过头去再仔细研读一下
最能引起你共鸣的章节。请记住，正如我们在本书开端所说，更年期前
期并不是静止不变的，它很有可能会在未来的几个月或几年里发生变化，
而每位女性的这段旅程都各不相同。本书是更年期前期的指导方针，我
们希望本书能为读者如何度过更年期前期提供宝贵的指导经验。

如果本书能让你感觉好点，说明你已经取得了很大的进展。你今天
的处境和你刚刚拿起这本书时的处境已经截然不同。现在的你，掌握了
顺利度过更年期前期和更年期所需的各种工具、信息和资源。

那么，更年期后期会发生什么事情？具体什么时候发生？如果接受
HRT 治疗，这些事情还会发生吗？你知道你什么时候从更年期前期过渡
到更年期后期吗？这些问题都是好问题，也是大家经常问到的问题，要
想给出百分之百准确的答案是不可能的。平均 90% 的女性会在 55 岁之
前进入更年期后期，这时的女性不再有月经，激素失衡的情况也在减少，

她们有了更多的自由。

接受 HRT 治疗的女性就不会出现这种情况，只是在进入更年期后期后，她们的周期用药方案需要变更为没有月经的连续用药方案。HRT 无法阻止更年期的到来，它的作用是让这段旅程走得更加顺畅。虽然如此，也还是要注重其他重要的应对方法。你仍需把我们提到的饮食、健康和生活习惯落实到位，跨过更年期后期的门槛后，你的生活会变得简单许多。

从健康和营养的角度来看，最有用的更年期后期建议有以下几条：

✿ 我们认为，应改变看待更年期的角度，即把它视作一种激素缺乏症，同时要考虑到由此导致的各种健康风险，即骨质疏松症、痴呆、糖尿病和心脏病。

✿ 根据女性健康倡议（Women's Health Initiative）于2020年开展的一项长期随机临床试验，HRT处方药用于缓解更年期症状时，长期服用是相对安全的。

✿ 更年期确实会出现体重增加问题。在英国的45～50岁女性中，三分之一有超重问题（BMI > 25），还有三分之一是肥胖（BMI >27）。这个问题与美无关——超重会增加女性罹患2型糖尿病、高血压、心血管疾病和乳腺癌的风险。

✿ 在"窗口期"（即更年期后十年内）开始接受HRT治疗的健康女性罹患心脏病和因心脏病死亡的风险都降低了。

✿ 中年时期做好健康管理和激素管理，能给你的未来健康和幸福带来巨大的积极影响。

✿ 做健康检查：做血液检查检测一下总胆固醇水平，即甘油三酯低密度脂蛋白（"坏"胆固醇）和高密度脂蛋白（"好"胆固醇）的总量。你可能还想测试一下你的甲状腺、维生素D和铁的水平。

❀ 不要忽视骨骼健康。这一时期的女性因雌激素流失而患上骨质疏松症的概率较高。

❀ 女性患痴呆的概率是男性的两倍，这一说法还需要更多证据支持，有一点似乎可以肯定，那就是有家族史的女性在进入更年期前期后其病程发展会加快。

更年期前期会让不同女性的生活形成鲜明对比。对此我们应该心存感激，因为正是这种对比迫使我们开始正视自我、我们的环境和未来。你也许根本不知道到底发生了什么就稀里糊涂地进入了更年期前期，但现在是你在掌控大局。

这就到此为止了，是吗？当然不是，差得还远！不管从哪个方面来说，你即将迎来的都是一段令人兴奋的全新生活。电影《重塑人生》不知道你们喜欢不喜欢，里面讲到，当你拥有了正确的态度、知识和支持时，你就能用充沛的精力、充分的好奇心和乐观的态度来踏上下一段旅程。你知道你是谁，知道你喜欢什么，还知道如何平衡你的激素水平，谢天谢地。

那么，更年期后期是什么样？我们希望它是勇敢的、无怨无悔的。其实，它可以是你想要的任何样子，这是你夺回掌控权的时候，你要掌控自己的健康，关注人生中有意义的事情，甚至可以重新定义你的人生。人们常说，更年期和更年期后期标志着女性青春不再、再也不能生儿育女，但是你可以在其他很多方面有所收获：创业、发现新机会，或者只为了自己而活。

不管媒体想让我们相信什么，中年女性都是不可忽视的一股力量。相比年轻的女性，中年女性更有智慧、更加坚强。如果这本书真正发挥

了它的作用，我们就能更加无畏地面对未来。我们相信，对更年期的耻
辱认知会逐渐改变，但对于该问题的资金、研究和教育投入仍然不足，
这种现象让人无法原谅。我们会继续尽我们的力量，通过面诊、播客视
频、讲座和文章来传播知识，希望大家也能做好自己的分内之事。分享
你学到的东西，给你生命中重要的女人买这本书，和别人谈谈你的经历。
我们是第一代人生有近一半的时间都将处于更年期后期的女性，这真是
一种莫大的荣幸。让我们活出精彩，为了我们自己，也为了未来的所有
女性！

症状问卷

请用下表来记录你的症状，另外请记住，如果感觉不对劲儿，那就往"更年期前期"方面想想。

更年期前期症状	是	否
月经		
周期变短		
月经不规律/错过经期		
经量过多		
经量过少		
血管舒缩症状		
潮热或感觉燥热		
夜间盗汗		
睡眠问题		
入睡困难		
夜间睡眠中断或断断续续		
早醒，一般是凌晨3点至5点		
一般生理症状		
疲倦		

更年期前期症状	是	否
心悸		
腹胀/消化问题		
体味异常		
体重增加		
乳房疼痛/压痛		
关节疼痛		
皮肤瘙痒		
头发稀疏或干枯		
衰老迹象		
指甲变干、变脆		
口腔问题		
口疮		
泌尿生殖系统症状		
阴道干涩/瘙痒/有灼烧感		
膀胱炎或阴道炎发作频繁		
咳嗽时漏尿等		
尿急尿频		
夜尿		
性欲减退/对性生活丧失兴趣		
大脑功能		
头痛频率增加		
脑雾		

更年期前期症状	是	否
健忘		
无法集中注意力		
心理症状		
失去信心		
失去动力		
感觉压力大		
失去自尊心		
感觉没有存在感/不性感		
情绪变化		
感到枯燥乏味		
感到郁闷		
情绪波动/情绪化		
焦虑		
更加敏感		
更加易怒		

致　谢

　　我们衷心感谢企鹅兰登书屋的所有团队，感谢他们认识到这本书的必要性，并让我们有机会将大家的愿景变为现实。特别提一下我们的经纪人——瓦莱里娅·韦尔塔，感谢你的善解人意和积极热情促成了本书的付梓出版。还要感谢匿名分享自己的故事和经历的客户和患者们。

　　沙赫扎迪：感谢一路走来所有相信我的人，尤其是我的女儿，她告诉我"是妈妈发光的时候了"。

　　艾玛：感谢我的丈夫拉夫在我把自己关在房间里写作的时候，帮我照顾好孩子们。没有你的支持，我不可能做到。我还要感谢叛逆的女儿们——阿吉和玛戈特，谢谢她们忍受了关于阴道干涩的无休止的聊天。我可以正式地说，关于更年期，没有什么是你们不知道的。还要特别感谢苏、吉姆和尼夫斯，他们让我的生活变得无限美好，还有我那群才华横溢的啦啦队——谢谢你们一直相信我。娜塔莉亚·史毕根斯博士是皮肤科天才，贝丝·杰克逊－爱德华兹有一双慧眼，没有人比马里恩·科莱奇更懂草药——感谢你们无价的投入。

　　最后，西蒙……你说我能做到，我真的做到了。我没有一天不想念你。

出版声明

　　本书仅针对相关主题提供一般指南，不可取代专业的医学、保健或药学建议，亦不可作为依据。如需更换、停止或开始医疗方案，请先咨询您的全科医生。因行业实践与法律法规不时变化，针对本书所涉问题，读者应寻求专业人员的最新指导意见。在法律允许的范围内，作者与出版商均不承担任何因直接或间接使用或误用本书所含信息而产生的责任。案例研究：为保护个人隐私，本书故事主人公均采用化名。